歳をとっても目が悪くならない人がやっていること

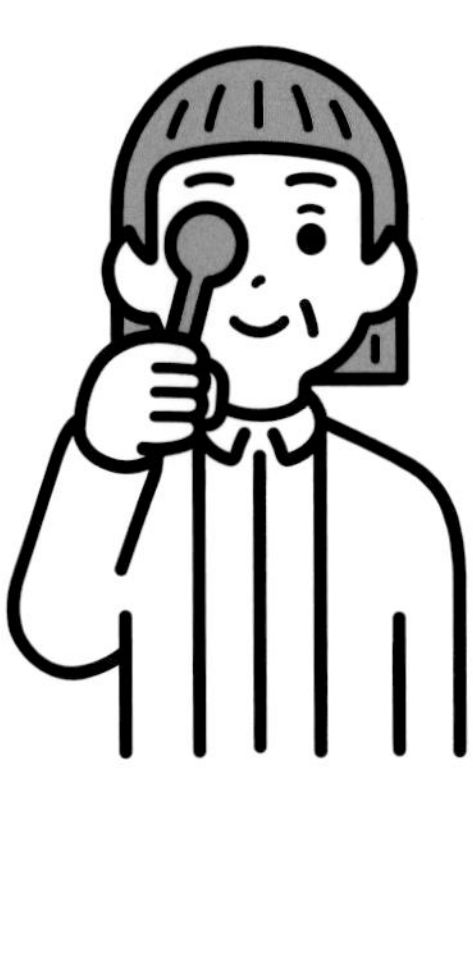

著者
株式会社わかさ生活 代表取締役社長
角谷建耀知

監修
眼科専門医
森下清文

アスコム

あなたの健康寿命を延ばすのは、目です。
目が衰えると、人はどんどん老いていきます。
意外に思うかもしれません。でも、例えばこんなことはありませんか？

- 小さい文字が読みにくくて、本や新聞を読む時間が減った。
- 動くものやボールが見えにくくて、趣味のスポーツをやらなくなった。
- 自動車の運転が不安で、出かけるのが億劫になった。
- つまずいたり、頭をぶつけたりすることが増えて、家にこもることが多くなった。

「やらないこと」「できないこと」が増えたなと感じたら、それはよく見えないことが原因かもしれません。そして「見えにくい生活」は、全身の老化も加速させてしまいます。

目から入る情報が少なくなると、脳の活動も減って認知機能が衰えます。趣味の時間や人と会う機会が減ると、刺激がなくなってやはり脳が衰えます。出かけたり運動したりしなくなると、筋力や骨が衰えます。もし転倒・骨折してしまったら、そのまま寝たきりになる危険があります。

こんなふうに、認知症や寝たきりといった介護状態になる原因には、目の見えにくさが潜んでいるのです。

もちろん誰しも目は老化しますし、老眼は避けられません。しかし、老眼の進行を遅らせたり、目の病気を予防したりすることはできます。

人は目から老いていく

強い近視　老眼の進行　目の病気

↓

目から入る情報が減る
出かける機会が減る
趣味やスポーツをやらなくなる

↓

脳の衰え　足腰の衰え

↓

認知症のリスク　転倒・骨折のリスク

↓

要介護

夜遅くまで活動し、近くばかりを見て、デジタル機器に囲まれた私たちは、常に目を酷使しています。本来、広い自然の中で遠くを眺めていた人間の目にとっては、異常な環境です。

とはいえ、いまさら現代の暮らしを捨てることなどできません。

だからこそ異常な環境から目を守ることが大切ですし、それによってよく見える生活を長く維持することができるのです。

歳をとっても目が悪くならない人と、どんどん目が悪くなる人との違いは、ほんの小さなケアの積み重ねです。

例えば、あなたは普段、サングラスをしますか？

紫外線が目に与えるダメージはあなどれません。**強い紫外線を長期間浴びていると、水晶体のたんぱく質が変性して早く老眼や白内障になるリスクがあります。**

特に子どもの頃に大量の紫外線を浴び続けることも影響が大きいそうです。NPO法人「Eyes Arc」の調査では、高校まで沖縄に住んでいた人は、成人してから沖縄に住み始めた人よりも、核白内障の発症リスクが約9倍だったといいます。

本書では、このような誰でもできるけど意外と知らない「目が悪くならないためにできること」をまとめています。

できることは、大きく分けると3つの段階があります。

■近視の進行を防ぐためにできること
■老眼の進行や目の疲労を防ぐためにできること
■目の病気を予防したり早めに治療したりするためにできること

そのほかにも、病気や事故による視覚障がいがある人のために、目をサポートする最新の機器やテクノロジーも紹介しています。

目のことで不安を抱えている人はもちろん、お子さんやお孫さんの目が気になる人、目のことで困っているお知り合いがいる人にも、役立つ内容になっています。

ぜひ本書を読んで、毎日あなたの暮らしを支えてくれている目を、大切にしてあげてください。

はじめに

本書を手に取っていただき、ありがとうございます。わかさ生活の角谷建耀知です。

本編に入る前に、ここで少し私が実感している「目の大切さ」について述べさせてください。


私は、視野の右半分を失っています。

18歳の頃でした。今でもあの日のことは忘れられません。脳腫瘍の除去手術を受け、病院のベッドの上で目を覚ましました。私の名を呼ぶ医師の声が聞こえます。しかし声は聞こえども姿が見えません。

「先生、どこにいるの？」

「君のすぐ横にいるよ」

「え？」

確かに先生はそこにいました。でも私の目には映っていなかったのです。

それからの「右半分が見えない生活」は、とても不便で、とても危険なものでした。遠近感がつかめず、ものを取るのも、階段を昇り降りするのもうまくいきません。歩いていても目が見える左側に少しずつ寄っていってしまいます。視野に入らない電柱や看板にぶつかることもしょっちゅう。右側から出てくるものは突然正面の視野に入ってくるため驚くこともありました。

「そこにあるもの、取ってくれない？」と言われても、どこにあるのかわからない。話しかけられても誰がいるのかわからない。文字を書くのも遅いし、枠からはみ出すこともしばしば。そのせいで人に怒られることもありました。

「もしかして、いつか何も見えなくなってしまうのではないか」

そんな恐怖は、今でも消えることはありません。

ちょっと暗い話になってしまって恐縮です。でもこの経験があるから、今この本を出すことができているのです。

私は視野を失ったことで、そのつらさも、よく見えることの尊さも、あらためて感じることができました。そして「自分のように目のことで困っている人の役に立ちたい」という強い意志を持つことができました。

そうして目の総合健康企業として立ち上げたのが、「わかさ生活」です。

わかさ生活といえば『ブルーベリーアイ』を思い浮かべる人も多いかもしれません。

でも私はサプリメントにとどまらず、目のことで困っている人を助けるための、あらゆるモノ・コトを届けたいと願っています。

そのために日々、大学や企業と連携して情報を集め、研究し、新たな商品の開発に取り組んできました。またそれだけでなく、事業活動や研究活動の中で得た知見は、ウェブサイトや本を通じて発信しています。もちろん本書もその一つです。

25年以上にわたって続けてきたこうした活動のすべては、「目のことで困っている人の役に立つ」ためです。私自身が見えることの尊さを痛感しているのですから、この情熱が消えることはありませんでした。

ところが今、生活習慣の変化から目が悪くなる人がどんどん増えています。小・中学生の近視は増加する一方です。強い近視は白内障や緑内障などの病気にもつながります。

「ロービジョン」と呼ばれる、視覚に何らかの障がいがある人もいます。その中には、私よりも重い症状の人も少なくないでしょう。

こうした中で、見えることの素晴らしさや、目を大切にしてほしいという想いはますます強くなっています。

目がよく見えることで、生活の質は向上します。よく見えるほど脳や身体の活動量が増え、一生を元気に暮らすことができます。

本書は眼科専門医である森下清文先生に医学的な内容を監修していただきました。安易に「目がよくなる」とか「視力が回復する」などというつもりはありませんが、使いすぎた目を休めたり、使い方を工夫することで、あなたの目はずっと長持ちするようになります。

本書を読んで、一人でも多くの人が目の悩みや不安から解放され、将来に希望を持てたとしたら、これに勝る喜びはありません。

第3章

「目の老化」を遅らせる人の習慣

第4章

目の病気が悪化しない人の予防法

第5章

人の目を支える最新テクノロジー

第 1 章

目から人は衰える

目の不調は気づきにくい

見えていても危険は潜んでいる

あなたの目は健康ですか？　あなたの親やお子さん、あるいはお孫さんの目は健康ですか？

こう聞かれても、いまいちよくわからないという人は意外と多いのではないでしょうか。視力がいいか悪いかは誰でも自覚しているはずですが、**どれだけ健康な目を維**

持できているかは、「見えてさえいれば」意識することもありませんよね。

では、次に並べた項目に該当するものがあるかどうか、チェックしてみてください。

■目が疲れやすくなった
■夕方になると見にくくなることがある
■新聞や本を長時間見ることが少なくなった
■食事のときにテーブルを汚すことがある
■メガネをかけてもよく見えないと感じることが多くなった
■まぶしく感じやすい
■まばたきしないとはっきり見えないことがある
■まっすぐの線が波打って見えることがある
■段差や階段で危ないと感じたことがある
■信号や道路標識を見落としたことがある

いかがでしょうか？

これは、日本眼科啓発会議のホームページに掲載されている、目の機能低下をチェックする項目（アイフレイルチェックリスト　※「アイフレイル」についての詳細は24ページを参照ください）です。

該当する項目が1つもなければ、あなたの目は今のところ健康です。正しく見えています。1つでもあれば、目の健康が怪しくなってきているかもしれません。2つ以上ある人は、一度、眼科専門医に相談することをおすすめします。

あなたには、目の健康を維持するために心がけたり、習慣にしたりしていることがありますか？　体重や血糖値、血圧など、生活習慣病につながる数値を気にしている人は多いと思います。肥満や糖尿病、高血圧にならないように、食事に気をつけたり、運動を始めたりしている人もいるでしょう。

しかし、**目の健康のために何かしているかと聞かれると、「特には何も……」と答**

える人が多いのではないでしょうか。

視力が落ちてもメガネをかけたり、コンタクトレンズを装着したりすれば、くっきりはっきり見えます。日差しが強くてまぶしいときは、サングラスをかければ、見づらくなることもありません。

日常生活に困っていないのですから、目の健康のために、あえて何かに取り組むという意識が生まれないのはわかります。

ただし、**「見えているから大丈夫」と思っていても、あなたの目が健康なのかどうかはわかりません。**目の病気には自覚症状がなく、ゆっくり進行する病気があります。

先ほどのチェックリストに並んでいた項目は、その兆候。日常生活に困らないからといって放っておくと、急激に視力が落ちたり、視野が狭くなったり、最悪の場合、視力を失うこともあります。

目の不調が、実は全身の不調の引き金になる

▼▼やりたいことができなくなる「アイフレイル」

メガネをかけたり、コンタクトレンズを装着したり、レーシック手術を行ったりすることで見える状態になったら、多くの方は目が悪いとは思いません。視力を矯正すれば日常生活には困らないからです。

しかし、視力を矯正してもよく見えなかったり、ものがゆがんで見えたり、ものが

重なって見えたり、視界の一部が見えにくかったり、欠けたり、色を判別できなくなったりしてくると、日常生活に影響が出てきます。**ものがちゃんと見えなくなると生活に支障をきたすのは、私たちは情報の約9割を目から得ているからです。**

最近は、スマホ、タブレットなどの普及で、その割合はさらに高くなっているといわれています。

目からの情報に頼っている私たちは、ものがちゃんと見えなくなると、とにかく生活が不便になります。

目の前や左右にあるものをうまく認識できなければ、うまく歩くことさえできません。注意しながら歩いても、つまずいたり、転んだり、ぶつかったり……。そんなことが続けば、外出するのも面倒になります。

見えにくいと、本を読むのも、映画を観るのも、料理をつくるのも、旅行に行くのも楽しくなくなります。

加齢とともに目が衰え、ちゃんと見えなくなることで、やりたいことがイメージ通りにできなくなる。

この状態を、**「アイフレイル」**といいます。

フレイルとは「加齢によって体や心が衰えた状態」で、介護が必要ではないものの、自分のやりたいことが思うようにできなくなりつつある状態のことをいいます。そのまま何もせずに**フレイルが進行すると、やがて誰かの手を借りなければ生活できなくなります。いわゆる要支援、要介護状態になるということ**です。

アイフレイルは、その入り口だと思ってください。ものがちゃんと見えないことで生活に不便さを感じるようなら、フレイルがすぐそこまで近づいてきています。

【アイフレイルから始まる5つの大問題】

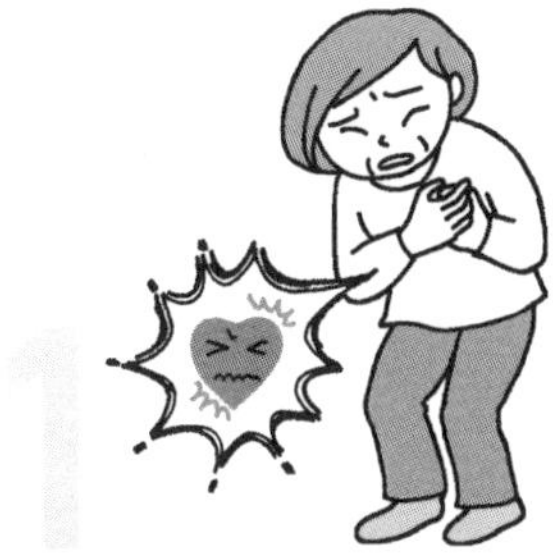

心筋梗塞や脳卒中

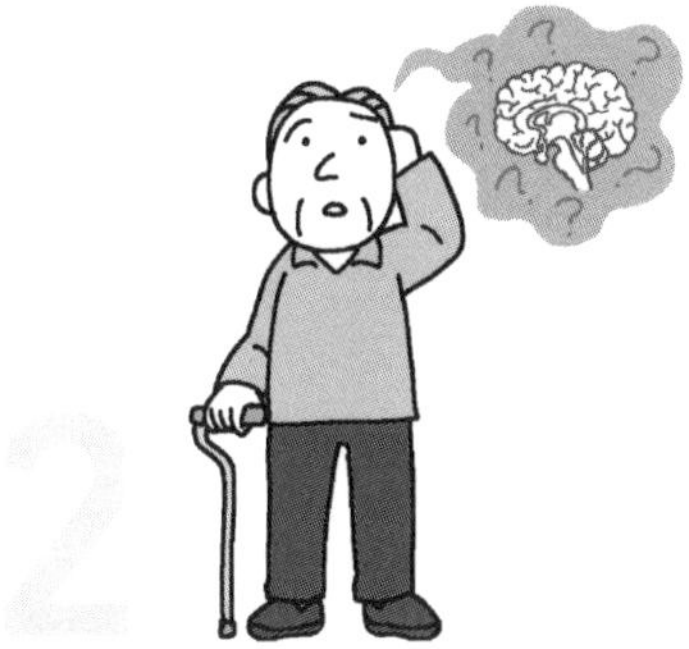

認知症

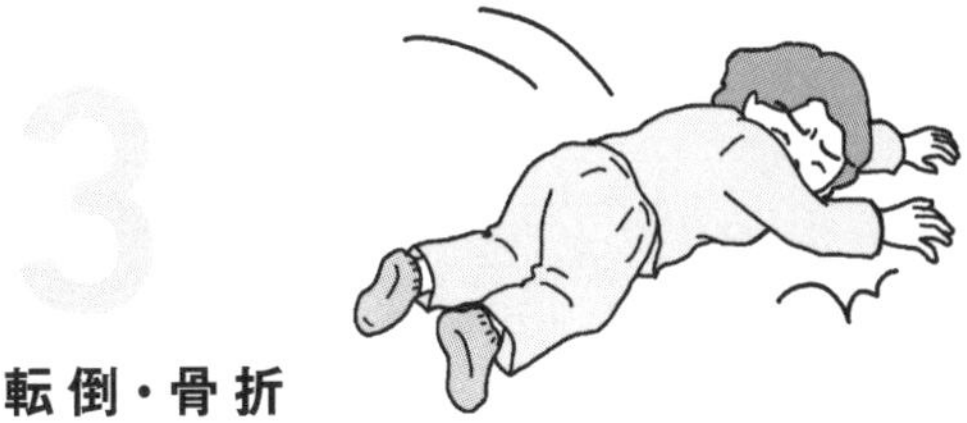

転倒・骨折

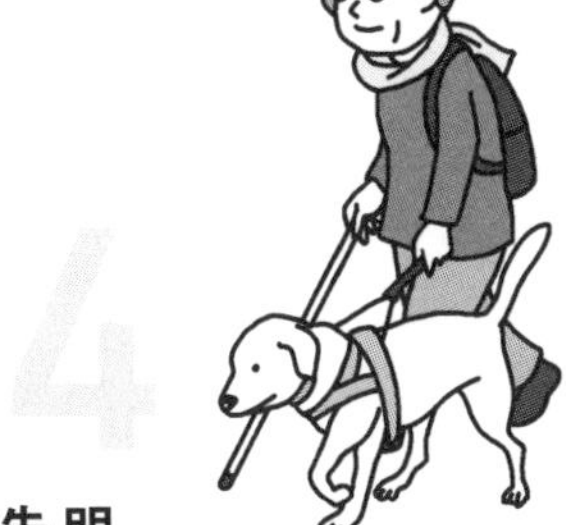

失明

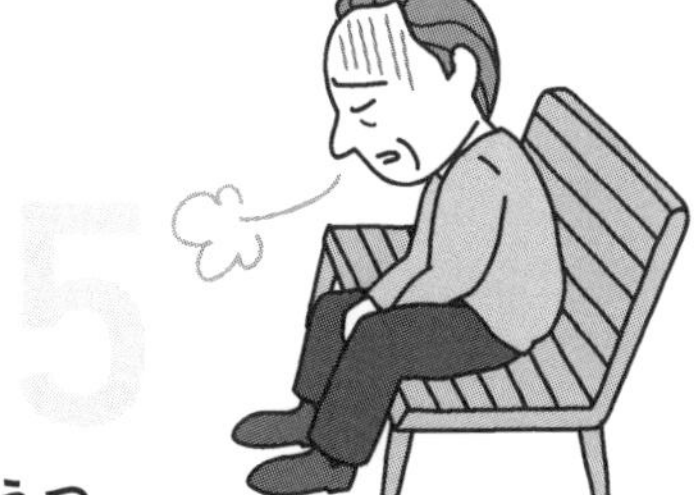

うつ

「見えにくさ」が引き起こす5つの大問題

目が悪い人の認知症リスクは、目がいい人の2倍以上

次のページに紹介したのは、厚生労働省から報告されている「平成28年国民生活基礎調査」のデータから、介護が必要になった原因をまとめたグラフです。

1位は認知症、2位は脳血管疾患、3位は高齢による衰弱、4位は骨折・転倒と続き、視覚・聴覚障がいは12番目の原因となります。

これだけで判断すると、アイフレイルと要介護の関連性は薄いように思うかもしれ

ませんが、上位を占める疾患と深く関連しているのが、実は、視覚障がいです。例えば、1位の認知症は、視覚障がいを合併すると、より進行しやすいことが報告されています。

【介護が必要になった理由】

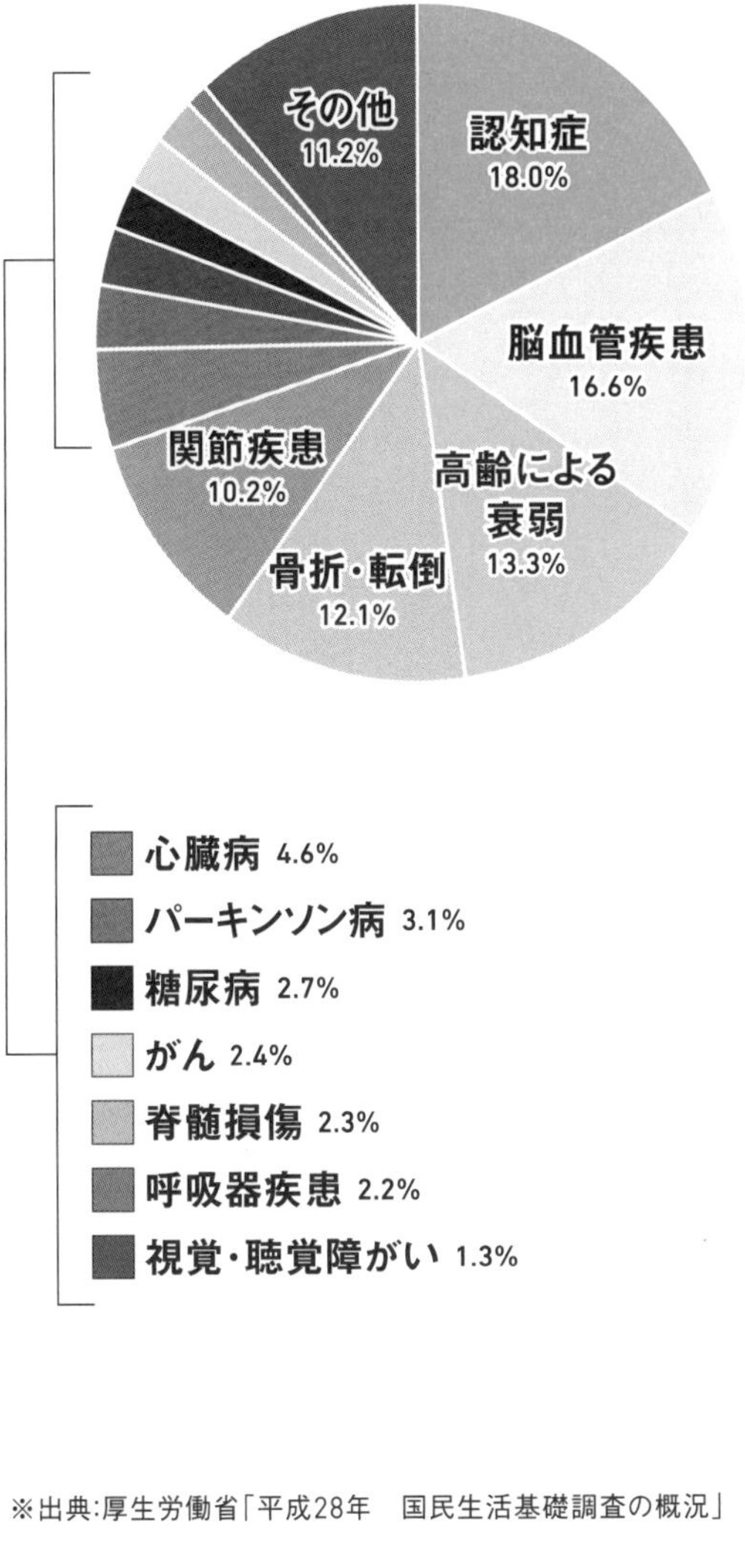

※出典:厚生労働省「平成28年　国民生活基礎調査の概況」

65歳以上の2900人を対象に行った調査では、矯正視力が良好（0・7以上）な人の認知症の割合は約5・1%だったのに対して、矯正視力が不良（0・7未満）な人の認知症の割合は約13・3%で、矯正視力が良好な人よりも認知症になる可能性が高いことが報告されています（Biores Open Access. 2016.）。

日本人に多いアルツハイマー型認知症の直接的な原因は脳内にたまるゴミ（アミロイドβ）ではないかと考えられていますが、認知症を進行させる外的要因のひとつといわれるのは、社会参加が少なくなることです。

見えにくくなることで外出することや人と接することに消極的になると脳への刺激が減り、認知機能の低下につながるものと推測されています。

また、目の状態が悪くなると目から入ってくる情報が少なくなり、それだけ脳の刺激が少なくなることから、認知症を進行させるのではないかといわれます。

目が不健康な人は脳血管や心臓病リスクも高い⁉

見えにくくなると、２位の脳血管疾患や６位の心臓病などの循環器疾患のリスクも高まります。

近年の研究によると、**眼底の異常が軽症の人は循環器疾患の発症リスクが約２倍になり、重症化すると２倍以上になる**という報告があります（N Engl J Med. 2009.）。

眼底とは、一般的にはフィルムにあたる網膜のことをいい、ものを見る中心的な役割を果たしています。

目の状態が循環器疾患のリスクと関連するのは、目の裏側にある網膜に流れる血管が、全身に流れる血管の状態を反映しているためだと考えられています。

網膜の血管も、脳の細い血管も、心臓からの血管が枝分かれしたものです。特に目に到達する血管と脳に到達する血管は、鼻のあたりまで同じ血管になります。そのため、網膜の血管と脳の細い血管は同じ状態になると考えられているのです。

ものがちゃんと見えないときは、もしかすると脳や心臓の血管にも異常が起きている可能性があります。

【眼底の構造】

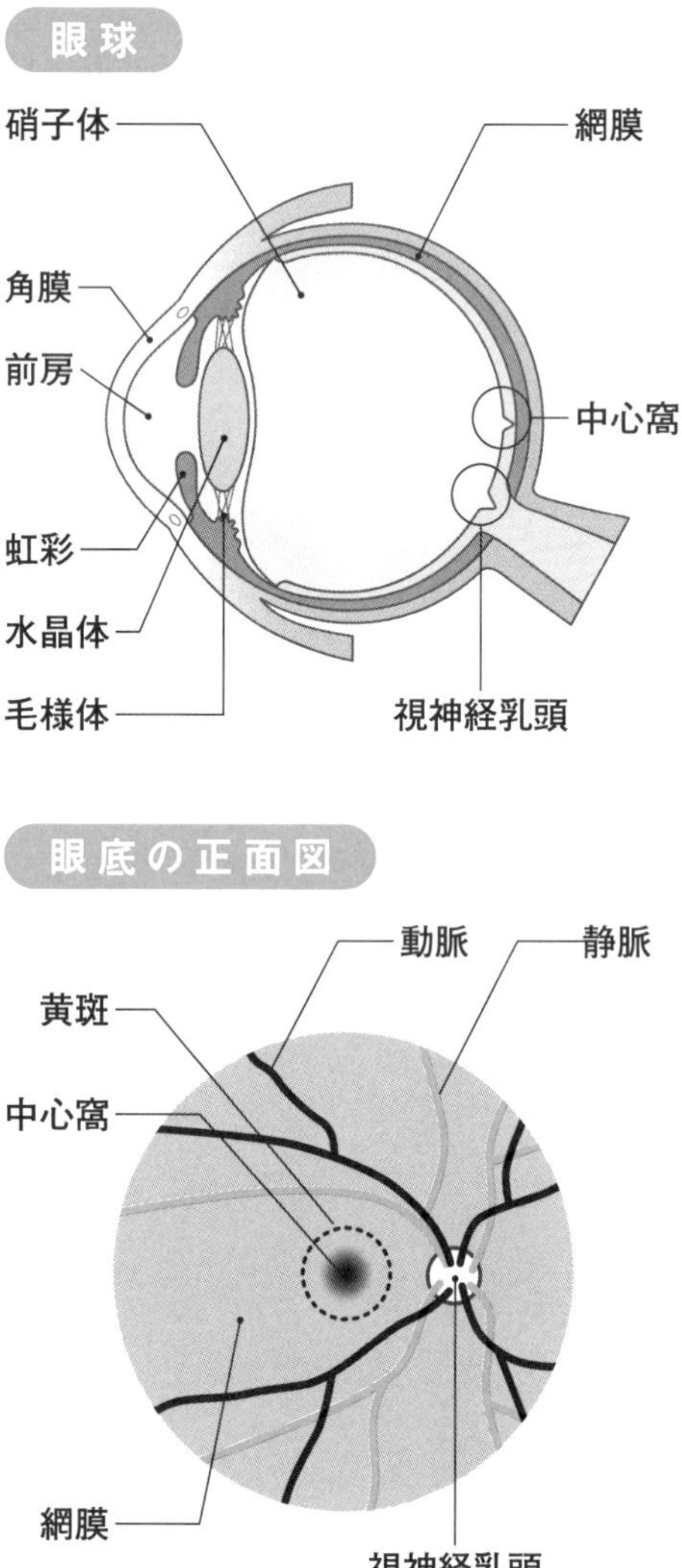

▼見えにくい→転倒→骨折→寝たきり

見えにくくなると、3位の高齢による衰弱（いわゆるフレイル）、4位の転倒・骨折にもつながります。

先ほども述べたように、ものがちゃんと見えなくなると、日常動作をスムーズに行えなくなります。それによって体を動かすことが億劫になったり、歩くスピードが遅くなったりしてくると、筋力がどんどん衰えてきます。

外出を避けるようになり、家の中でもじっとしていることが多くなると、さらに筋力は低下します。

ただでさえ、加齢とともに衰えるのが私たちの筋肉です。特にお尻や太ももなどの大きな筋肉は、40歳ぐらいを過ぎると年1％の割合で減少するといわれています。動かなくなれば、衰えるのはあっという間なのです。

また、**「見えにくさ」を理由に動かなくなると、筋肉だけでなく骨も衰えます。**骨も筋肉と同じように、加齢とともに弱くなります。特に女性の場合、女性ホルモンの影響で、閉経後は一気に弱くなることがわかっています。

骨がもろくなっている状態で、いちばん怖いのが転倒です。

骨が丈夫な人や若い人には想像できないかもしれませんが、転倒しただけで、あっけなく骨が折れてしまうからです。

ものがちゃんと見えなくなると障害物を確認できなくなるため、転倒するリスクが高まるのは容易に想像できると思います。

アメリカとイギリスの老年医学会とアメリカの整形外科学会の「高齢者の転倒予防ガイドライン」によると、**視覚障がいがあると転倒のリスクが2・5倍になる**と記載されています。

転倒・骨折も、「見えにくさ」が引き起こす現象でもあるのです。

しかも、高齢になってからの骨折は治りにくく、大腿骨などの大きな骨が折れてしまうと、最悪の場合はそのまま寝たきりになり、認知機能の急激な衰えにもつながる怖さがあります。

目が悪いと血圧も下がりにくくなる

目の機能が衰えてくると、疲れやすくなったり、だるさを感じるようになったり、頭が痛くなったり、すぐにイライラするようになったり、お腹がゆるくなったりなど、体のあちこちに不調が現れてくることもあります。

原因は、**自律神経の乱れ**です。

私たちの体の中には一日24時間のリズムがあり（生体リズムといいます）、このリズムに合わせて自律神経からあらゆる器官に指示が送られることで、呼吸、体温、内分泌、代謝、循環などがコントロールされています。

自律神経には、覚醒しているときに優位になる交感神経とリラックスしているときに優位になる副交感神経があり、2つの神経がバランスよく働くことで、私たちは意識することなく呼吸をし、体温を維持し、食べたものを消化したりしているのです。

生体リズムを正常に保つために大切なのが、朝の光です。

一日24時間というリズムは、朝、目に入ってくる光が網膜を刺激することで形成されます。つまり、**目の状態が悪くなって光を十分に感知できなくなると、生体リズムが崩れる**ことになるのです。そうなると、生体リズムに合わせて稼働している自律神経も乱れ、体のあちこちに異常が現れるようになります。

例えば、自律神経にコントロールされている血圧にも異常が現れます。通常、血圧は朝になると高くなり夜になると下がりますが、夜になっても下がらなくなることがあります。夜に血圧下がらないと、突然死のリスクが上がるといわれます。

目の病気のひとつである白内障の方が、白内障のない方と比較して夜間血圧が高いのは、目の機能低下が自律神経に影響を及ぼしていると言っていいと思います。

自律神経が乱れてくると、その影響は血圧だけに留まることはありません。


【光の刺激と生体リズム】

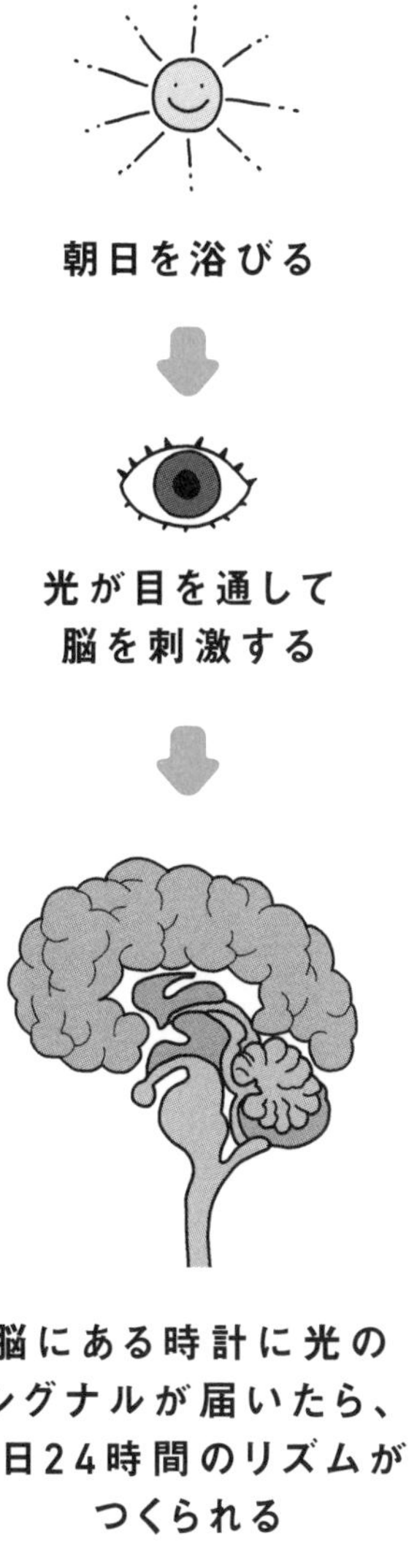
朝日を浴びる
光が目を通して
脳を刺激する
脳にある時計に光の
シグナルが届いたら、
1日24時間のリズムが
つくられる

▼▼ちょっとした違和感にも失明リスクが潜んでいる

目がかすむ、モヤがかかったように見える、視野が欠ける、中心部分が暗く感じる、ゆがんで見える、二重に見えるなどの見え方は、水晶体や網膜、視神経など目を構成するどこかの機能が低下することで現れていると考えられます。**ものがちゃんと見えなくなっているのは、すでに目の病気を発症している可能性があるのです。**

そのまま放っておくと、失明のリスクが上がります。

日本人の中途失明原因の1位は緑内障、2位は糖尿病網膜症、3位は網膜色素変性、4位は黄斑変性症。 聞きなれない病名もあるかもしれませんが、どれも特別な病気ではありません。

緑内障に至っては、40歳以上で5％程度、70歳以上で10％程度という、多くの人に発症する可能性のある病気です。

【日本の中途失明の原因】

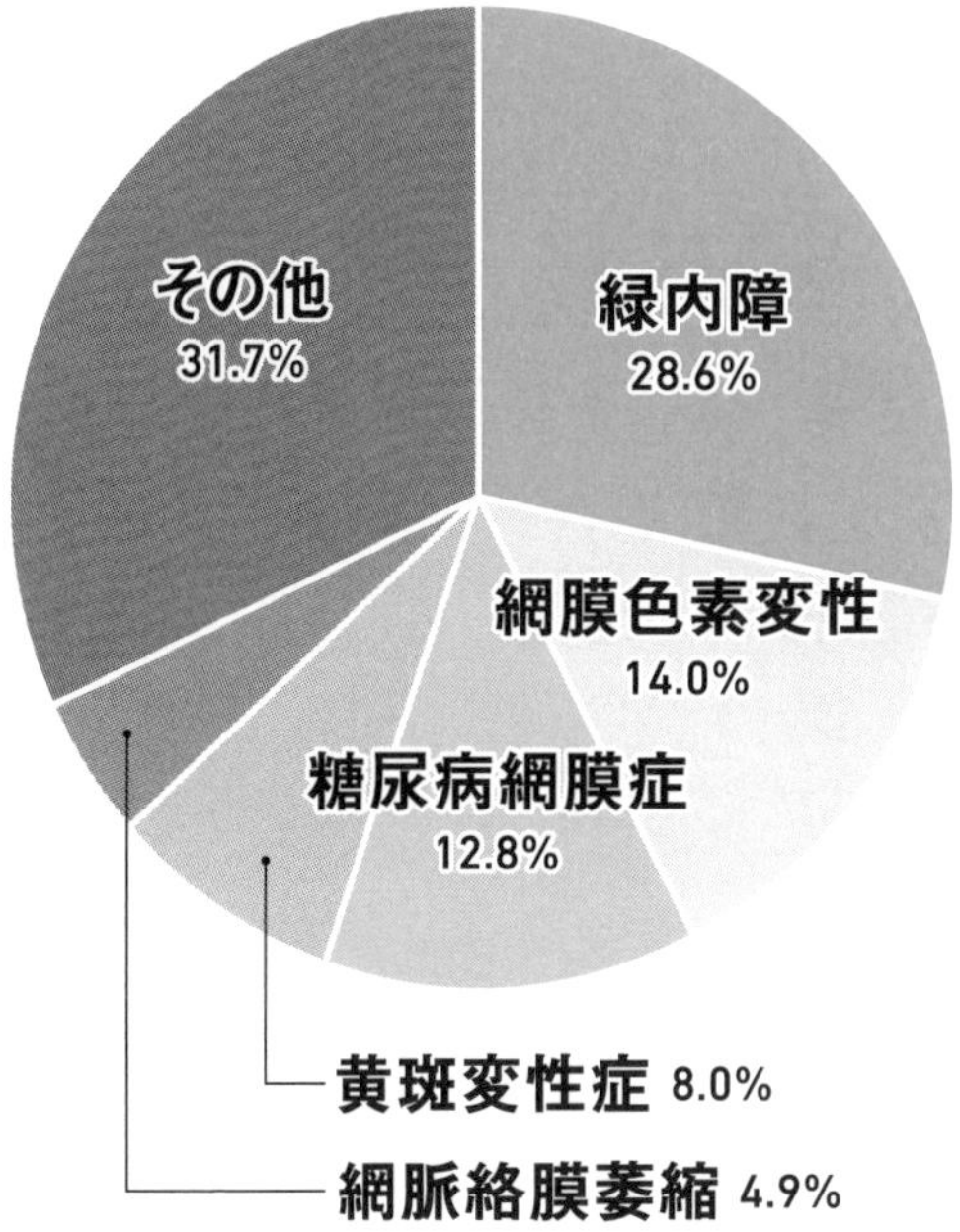

※出典：「網膜脈絡膜・視神経萎縮症に関する調査研究　平成28年度報告書」

目を大切にすれば、健康寿命は延びる！

目が健康なら人生を100年楽しめる

見えにくくなることは、日常生活が少し不便になるだけでは終わりません。

症状が進行すると、視力を失うリスクはもちろんのこと、誰かの助けを借りなければ生活できなくなるリスクも高くなります。

要するに、**自力で生きていける時間が短くなる**ということです。

男性：81・41歳　女性：87・45歳。

これは、2019年の日本の平均寿命です（厚生労働省によるデータ）。一方、健康寿命（健康上の問題によって日常生活が制限されることなく生活できる期間）は、次のとおりです。

男性：72・68歳　女性：75・38歳。

平均寿命と健康寿命との差は、男性が8・73年、女性が12・06年。

つまり、男性は約9年、女性は約12年も、介護のお世話になる期間があるということです。

「人生100年時代」といわれるように、医療技術の進化や社会環境の整備によって、私たちは長い人生を楽しめるようになりました。せっかくなら、最後まで健康で幸せな人生を送りたいものです。

それを実現するために食事に気をつけたり、ウォーキングやジョギングを始めたりされたりしていても、目の健康についての意識はまだまだの方が多いようです。

ここまで述べてきたように、**いち早く老化現象が現れやすいのが目**です。しかも、目が衰えると、「見づらくなる」というだけでなく、さまざまな体の衰えを引き起こします。

目の健康を守る。

その意識が高まれば、100年を楽しめる人生に近づけることになります。

【平均寿命と健康寿命の推移】

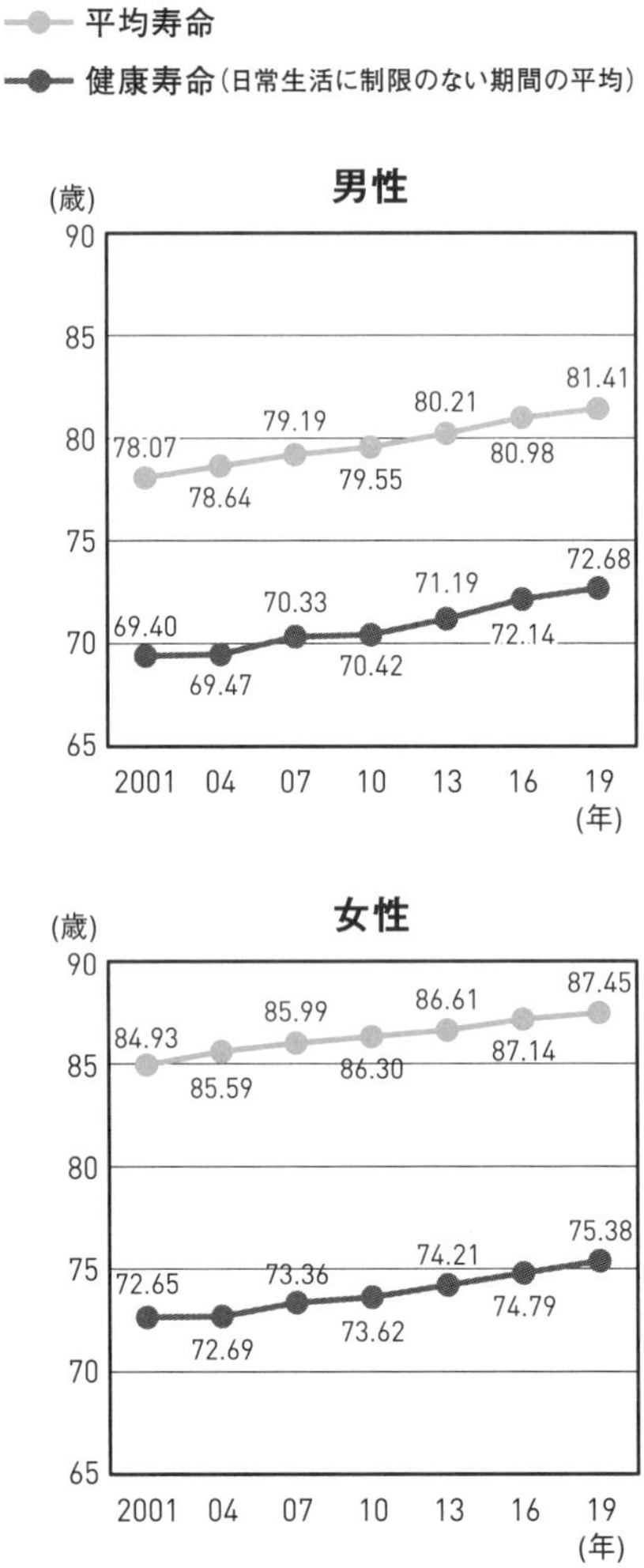

※出典:「厚生労働省「第16回厚生科学審議会 健康日本21（第二次）推進専門委員会 資料」

目の健康を守る３つのポイント

人生１００年時代なのに目の寿命は……!?

目の健康についての研究が進み、アイフレイルという概念が生まれたのは、日本をはじめ世界中の人たちの人生が長くなってきたことが背景にあります。

もしも人生が70年くらいで終わるなら、いまの生活のままでも人生を楽しむことができたのかもしれません。しかし、人生１００年時代になると、さらに30年も長く生きることになります。

例えば、老化とともに誰もが発症する白内障という目の病気があります。

これは、目の中のレンズに相当する水晶体の老化現象です。高齢になると誰もが白内障にかかるのは、そのためです。つまり、**日頃から目の状態に注意し、大切にしておかないと、100歳まで目の健康は守れない**ということです。

100歳まで目の健康を守るポイントは3つです。

①40代くらいまでは、近視の進行をできるだけ防ぐ
②40代以降は、できるだけ目の老化を遅らせる
③60代以降は、目の病気の予防に気を配る、病気になったら適切な治療をする

第2章から、その具体的な方法を紹介していくことにしましょう。

第 2 章

本当は怖い近視
近視の進行を防ぐためにできること

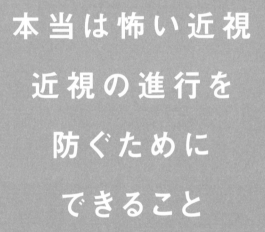

「目が悪くなる」ってどういうこと？

ものが見えるしくみ

感覚器官のひとつである**目は、どうやってものを見るのか。そのしくみは、よくフィルム式のカメラに例えられます。**

光が入ってくるフィルターに相当するのが「角膜」、光の量を調節する〝絞り〟に相当するのが「虹彩」、ピントを合わせるレンズに相当するのが「水晶体」、フィルムに相当するのが「網膜」です。

【ものが見えるしくみ】

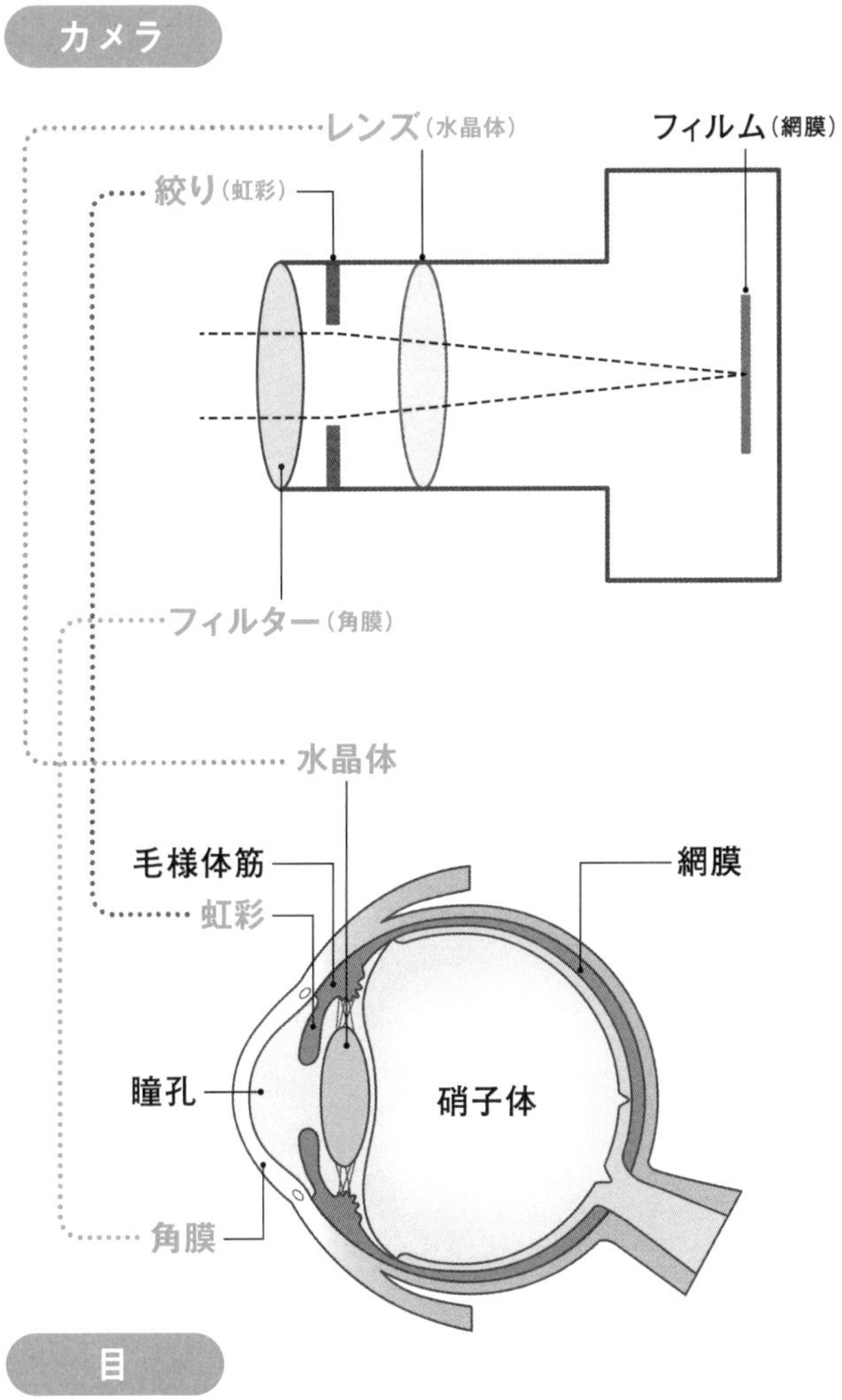
カメラ
レンズ（水晶体）
フィルム（網膜）
絞り（虹彩）
フィルター（角膜）
水晶体
毛様体筋
網膜
虹彩
瞳孔
硝子体
角膜
目

そして、網膜に映し出された映像が信号化されて「視神経」から脳の視覚野（視中枢）に運ばれ、はじめて「見える」ことになります。

カメラが精密機械といわれるように、私たちの**目も小さな精密機械**です。さまざまな働きをするパーツで構成されているため、いろいろな場所で不具合が起こりやすく、それが原因で見づらくなることがあります。

目の病気が多岐にわたるのは、目が細かないくつものパーツで構成されている器官だからでもあるのです。

眼科医が危険視するのは視力よりも……

さて、そんな精密機械でもある目が悪くなることを、あなたはどうとらえていますか？　おそらく、「目が悪くなること＝視力が落ちること」と、とらえている人が多いのではないでしょうか。

間違いではありません。目が悪くなると視力が落ちます。

しかし、**「視力が落ちる」を正しく理解している人は少ない**と思います。

「学生の頃は1・5だったけど、いまは0・8……」

「視力が落ちて、メガネをかけないと車の運転は無理だね……」

日常の中でよく出てくる会話ですが、いずれも、「視力が落ちる」の対象となっているのは、裸眼視力です。**眼科医が対象とするのは、矯正視力。**

裸眼視力が落ちていても、メガネやコンタクトレンズなどを使って視力が出ていれば、「視力が落ちた」とは言いません。

裸眼視力が1・0から0・3に落ちても、メガネをかけたり、コンタクトレンズを装着したりして視力検査で1・0まで見えるなら、問題視しないということです。

それより、**問題なのは見え方**です。

かすむ、ぼやける、二重に見える、視野が欠けるなど、目が悪くなると見え方に異常が現れるようになります。それが目の健康を脅かすことになるのです。

強度近視に要注意！

▼近視の原因は眼球の変形

目の健康を守るための1つ目のポイントは、若い頃は、近視の進行をできるだけ抑えるように心がけることです。

近視、遠視という言葉はご存じだと思います。簡単に説明すると、次のようになります。

近視…近くのものは見えやすく、遠くのものは見えにくい
遠視…遠くのものも、近くのものも見えにくい

正常な目の場合、近くを見るときも、遠くを見るときも、水晶体が薄くなったり厚くなったりしてピントを合わせます。この調節機能が働くことで、網膜にはピントが合ったはっきりした絵を映すことができます。

ところが、近視や遠視は、網膜に映る絵がピンボケになります。

近視なら網膜より前に、遠視なら網膜より後ろにピントが合ってしまうのです。

どうしてこういうことが起きるのかというと、若い頃に多いのは、**眼球の形状が変形してしまうから**です。変形するというと、すごいことが起きているように思われるかもしれませんが、人間の目ではよくあることです。

正常な眼球は、ピンポン玉のように丸い形をしています。

しかし、**眼球が成長していく過程で眼球の長さである「眼軸」の長さが正常よりも**

長くなり、ラグビーボールのような楕円形になってしまうことがあります。そうなると、調節機能が働いても網膜の手前でピントが合ってしまうことになるのです。

それが、子どもの頃に発現することが多い、近視です。

【近視と遠視】

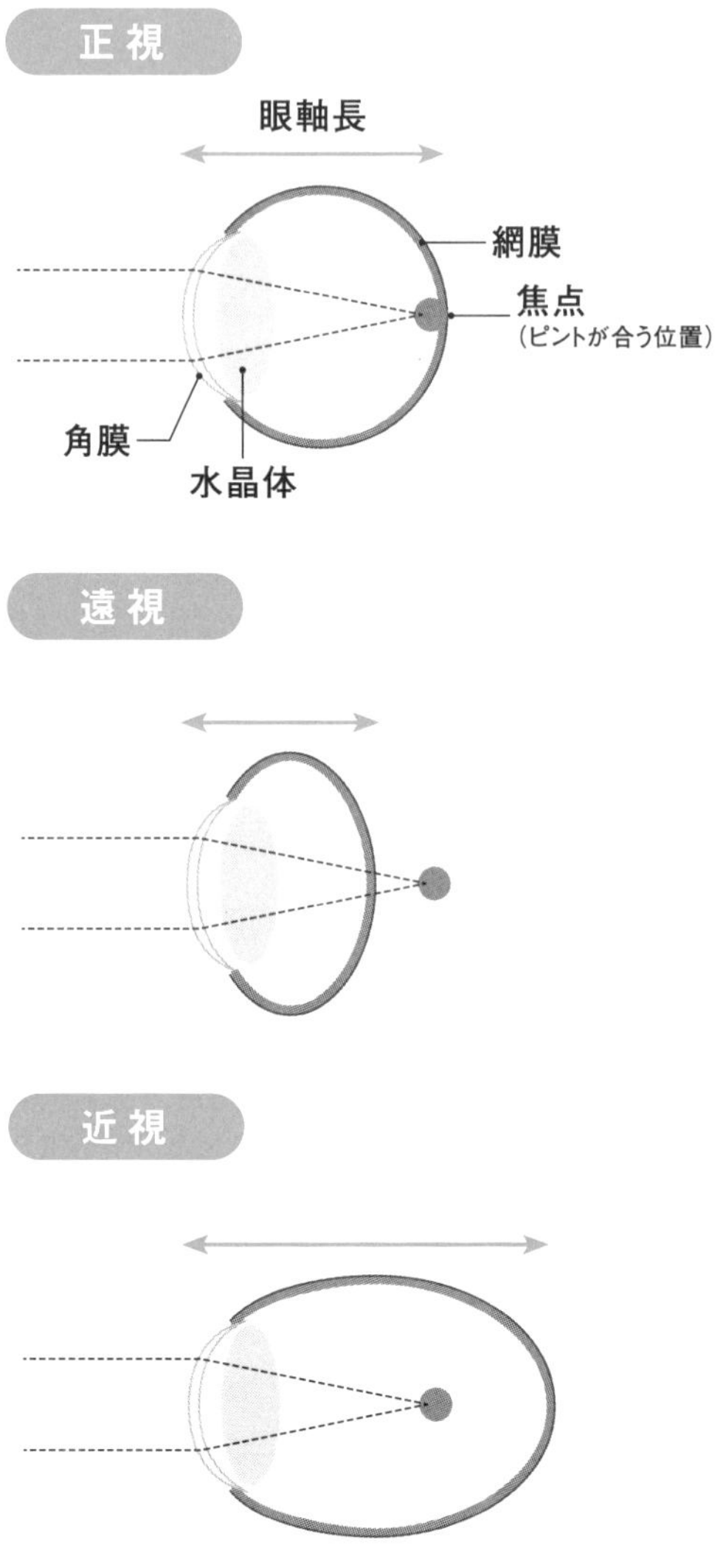

▼▼「強度近視」になると眼病リスクが数倍に

近視や遠視などは屈折異常といわれ、たしかに裸眼視力は落ちます。

しかし、屈折異常は程度が問題で、軽度であればメガネやコンタクトレンズで矯正することは可能です。ただし、**矯正できても、変形した眼球は元に戻ることはありません。**

「目がよくなる」「視力が回復する」などといった書籍やウェブ記事などを読んだことがある方は、もしかすると「近視は治らない」に違和感があるかもしれません。少し解説を加えておきましょう。

ここまで述べてきた、眼球が変形する近視は、専門的な用語を用いると「**軸性近視**」

といいます。実は、近視には**「屈折性近視」**という種類もあります。

屈折性近視とは、近くのものを長時間見続けたことで一時的にピント調節機能がうまく働かなくなり、遠くのものがぼやけて見える状態のことをいいます。屈折性近視なら眼球が変形していないため、トレーニングによってピント調節機能が回復すると、「目がよくなる」「視力が回復する」ということもあります。

ただし、ほとんどの近視は、軸性近視で起こるとされています。

話を元に戻しますが、**問題なのは、近視が進行し過ぎて「強度近視」になること**です。正常な人の眼軸の長さは24ミリですが、27ミリ以上になると、大人になってからさまざまな目の病気を発症するリスクが高くなります。

というのは、眼軸が長くなり過ぎることで網膜が引き延ばされて薄くなったり、不要な細かい血管がつくられたり、視神経を刺激したりするからです。それが、**「網膜剥離」**や**「黄斑部出血」**、**「緑内障」**などを**引き起こす**ことになります。

強度近視になると、失明の原因の第1位である緑内障の発症率が3倍以上になるというデータもあります。

▼度数マイナス6D以上の人は早めに眼科へ

強度近視には定まった基準はありませんが、その目安のひとつが眼軸の長さ27ミリ以上です。

もうひとつの目安になるのが、近視や遠視などの屈折異常の度合いを表す屈折度数（ディオプトリ）です。**マイナス6D以上だと強度近視**と判断されます。

目の話をするときに、「視力」と「度数」を同じものとしてとらえている方がいますが、**視力と度数は別物**です。

視力は、一般的に5メートル離れた位置からCのマーク（ランドルド環）を見て、どのレベルの小さなCまでを区別できるかで判定されます。視力検査は、子どもの頃から何度も行ったことがあると思います。

眼科医は、基本的に矯正視力（メガネを合わせて測った視力）で評価します。

度数は、裸眼の状態ではっきり見える距離を測定し、「1（メートル）÷焦点距離（メートル）」という計算式で算出されます。

例えば、はっきり見える距離が50センチだとしたら、1÷0・5＝2。1メートルより短い距離の場合は近視になるため、表記としては「マイナス2D」となります。

レベル分けの目安は、**マイナス3D以上が中等度近視、マイナス6D以上が強度近視、マイナス10D以上が最強度近視。**マイナス6D以上の人は、一度、眼科専門医に診てもらうことをおすすめします。

【度数と近視の分類と関係】

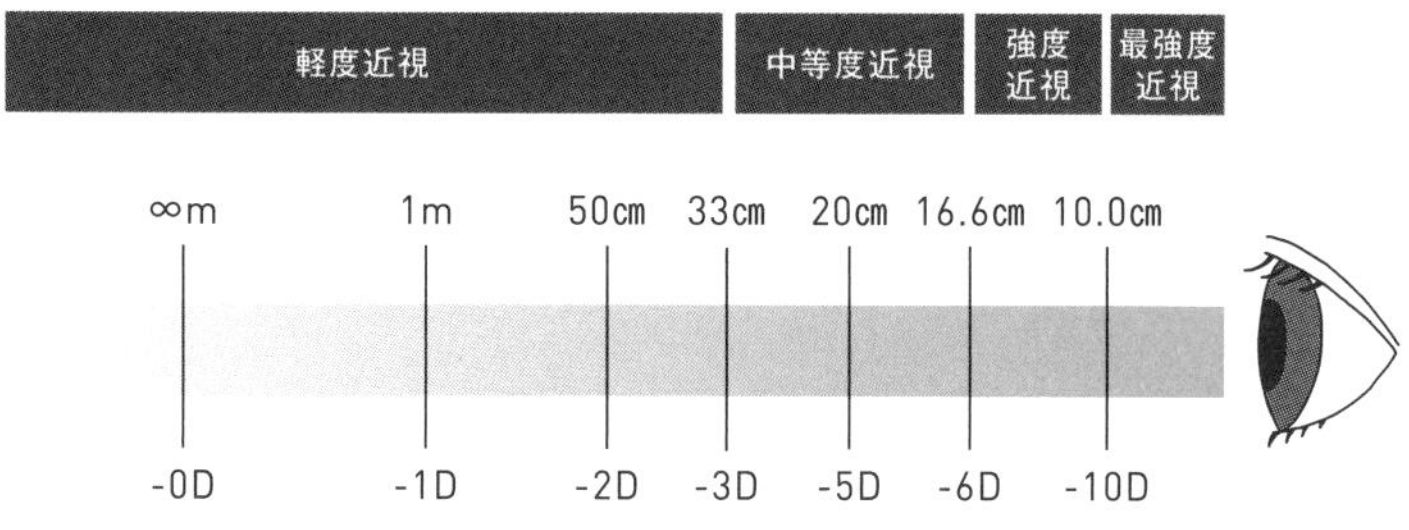

中学生の約6割が裸眼視力1・0未満

▼中高生が近視になる割合は過去最悪

生まれたばかりの赤ちゃんのほとんどは、眼球の長さが短く、強い遠視の状態です。そして、成長するとともにピンポン玉のような眼球になっていきます。そのまま丸い形状で止まってくれるといいのですが、さらに眼軸が伸びると近視になっていきます。

眼軸が伸びてしまうのは、子どもは環境に適応する能力が高く、まだまだ成長期にあるからです。そのため、近視がどんどん進行してしまう可能性があるのです。

逆に、**成長が止まる大人になると眼軸が伸びることもなくなり、度数が変わらなくなります。**しかし、最近の研究では、子どもの頃に強度近視まで進行すると、20代、30代になってからも眼軸が伸びることがあるといわれています。

つまり、**目の健康を守るには、まず近視の進行をできるだけ抑えること**が大切なのです。

しかし、現状はというと、決して良い傾向とはいえません。

というのは、**近視の子どもが増えてきている**からです。

文部科学省が公表した令和3年度の学校保健統計調査（確報値）によると、裸眼視力が1・0未満の小学生は36・87％、中学生は60・66％、高校生は70・81％。中高生の割合は過去最悪を更新しています。

さらにメガネやコンタクトレンズでの視力矯正が必要な裸眼視力0・3未満の割合でも、小学生10・64％、中学生28・86％、高校生42・75％となっていて、やはり中高生は過去最悪となっています。

日本のみならず、東アジアを中心に近視人口は増加しており、世界保健機関（WHO）は、**2050年には世界の人口の約半数が近視になる**としています。

【裸眼視力が1.0に満たない子どもが急増】

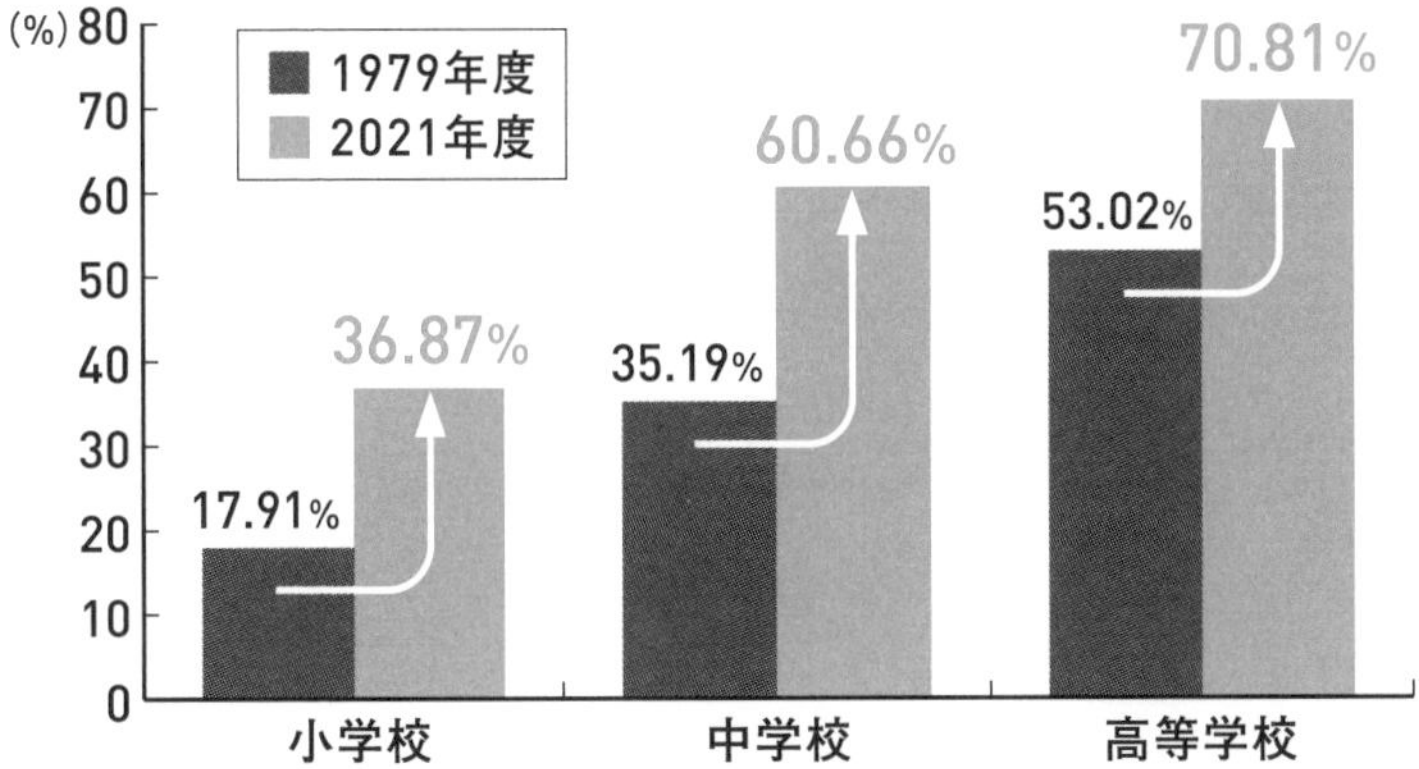

※出典:「文部科学省が令和4年11月30日に公開した学校保健統計調査～令和3年度(確報値)の結果」

姿勢がいい人は近視になりにくい

ゲームのしすぎで目が悪くなるって本当？

文部科学省学校保健統計調査報告書では、この**40年間で裸眼視力0・3未満の小学生の頻度が約3倍に増加している**と報告されています。

ファミリーコンピュータ（いわゆるファミコン）が販売されたのは1983年ですから、ちょうどその頃から近視の子どもが増えてきているということです。だからといって「テレビゲームばかりしていると目が悪くなる」と言い切ることはできませんが、まったく無関係ともいえないかもしれません。

ゲームばかりしていると目が悪くなるといわれるのは、それだけ手元を見る作業（近見作業といいます）が増えるからです。

近くを見続けると、焦点が網膜より奥になり、水晶体で調節しようとしてもピントが合わなくなります。

そこで、網膜の位置が焦点と重なるように眼軸が伸びます。一度伸びた眼軸は元に戻ることはないので、伸びた状態が眼球の形状になります。

これが、ゲームのしすぎで近視になる理由です。

ただ、近見作業はゲームだけではありませんよね。

ゲームがない時代は、本をよく読む子どもは近視になりやすいといわれていました。

本を30センチ以内に近づけて読むと2・5倍、30分以上継続して読書すると1・5倍、近視になりやすくなるといわれていたそうです。

近視の子どもが増えてきているのは、本や漫画が娯楽の中心だった時代と比べると、**ゲームに加えてスマホやタブレットなど、子どもの日常に近見作業が多くなってきた**からだと考えられます。

さらに最近では、学校の現場でもデジタル化が進み、一人一台のタブレットが配布され、タブレットを用いた授業が導入されてきています。

もちろん、スマホやタブレットを見たからといって、子どもたちが近視になるわけではありません。本を読むときと同じように、スマホやタブレットとの距離を離したり、30分以上継続して見ないようにしたりすれば、近視を防ぐことはできます。

スマホ画面との距離が大事

特に意識したいのが、スマホやタブレットなどを使うときの姿勢です。**スマホなら目から画面まで30センチ以上、タブレットやモニターなら40センチ以上の距離をとる**ようにしましょう。また、頭を傾けて片目だけが画面に近づくような姿勢になると、画面に近いほうの目の眼軸が伸び、近視が進みやすくなります。姿勢がよくなるだけで、目の負担はずいぶん軽くなります。

スマホやタブレットは、もはや子どもたちの日常から排除するのは難しいと思います。だからこそ、見るときの姿勢や見る時間には、これまで以上に気をつける必要があります。

【近視の進行を抑える姿勢】

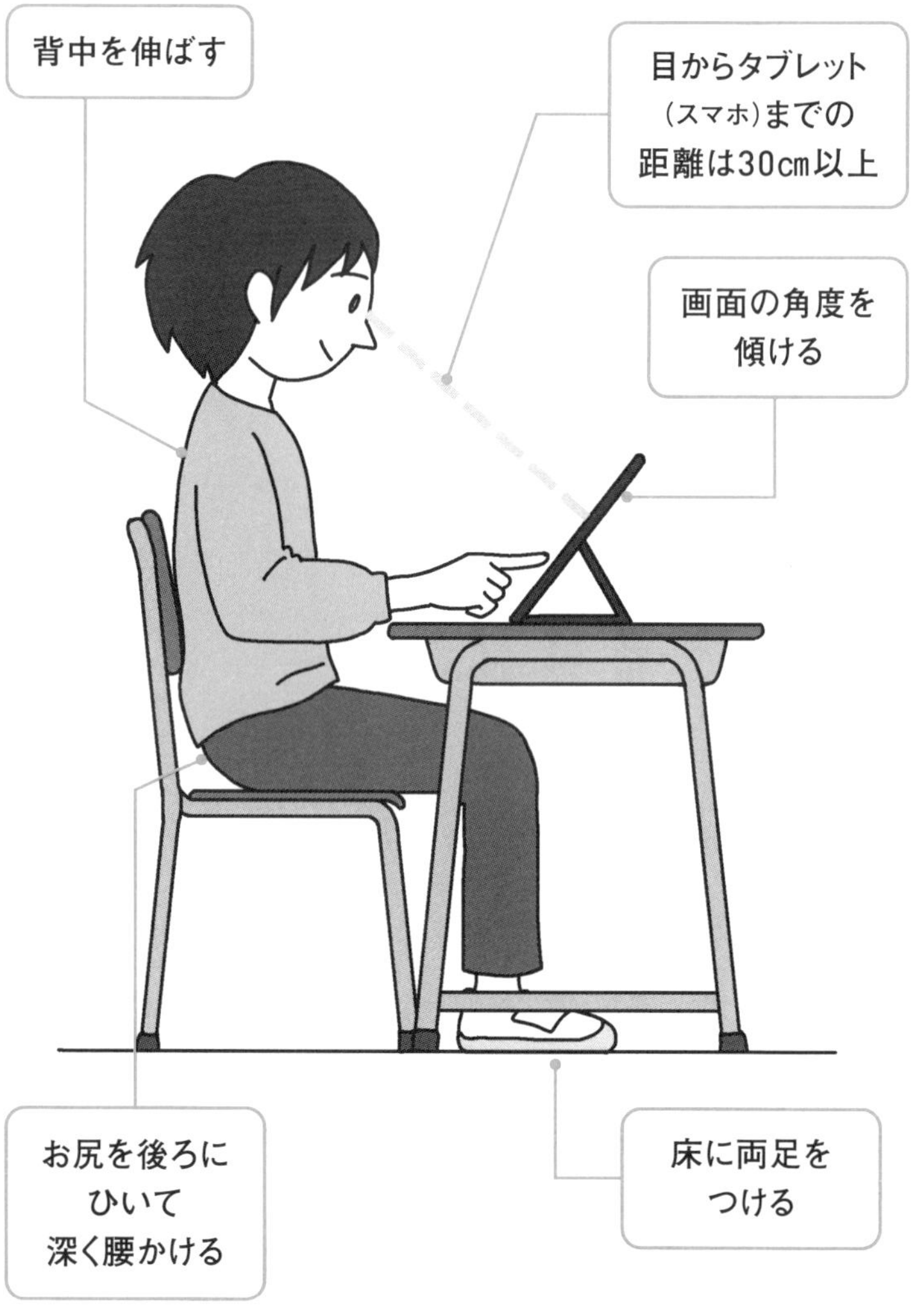
背中を伸ばす
目からタブレット
（スマホ）までの
距離は30cm以上
画面の角度を
傾ける
お尻を後ろに
ひいて
深く腰かける
床に両足を
つける

▼「スマホ内斜視」「スマホ老眼」急増中

スマホによる目の影響は、近視のリスクだけではありません。最近、**子どもたちに増えてきているのが、「スマホ内斜視」**です。

斜視とは、ものを見るときに片方の目は目標物に向いていても、もう片方の目は違う方向を向いてしまうという状態です。

正面のものを見るときに、内側を向いているのが「内斜視」、外側を向いているのが「外斜視」、上を向いているのが「上斜視」、下を向いているのが「下斜視」といいます。**斜視になると、立体感や奥行き感をうまくつかめなくなります。**

スマホ内斜視になる原因はまだはっきりとはわかっていませんが、近見作業が増え、あまり視線を動かさないことが一因だと考えられます。しかも、ある日突然、内斜視になることがあります。

【斜視の種類】

通常の目

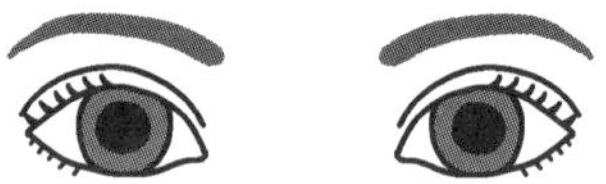

内斜視

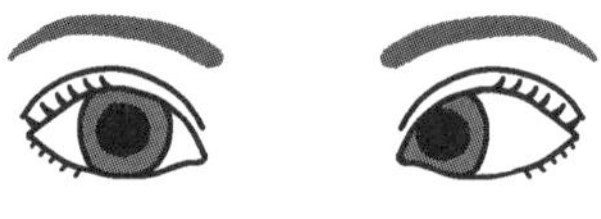

外斜視

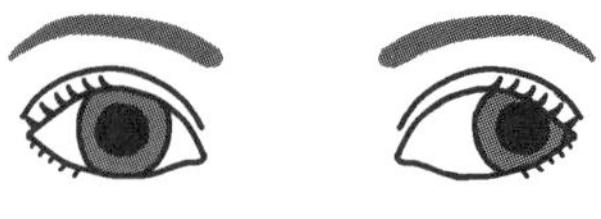

上斜視

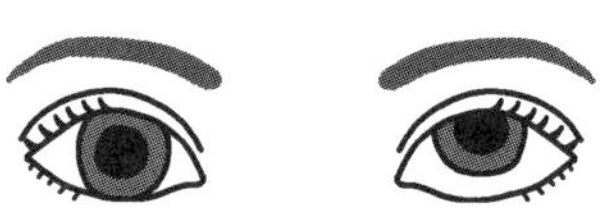

下斜視

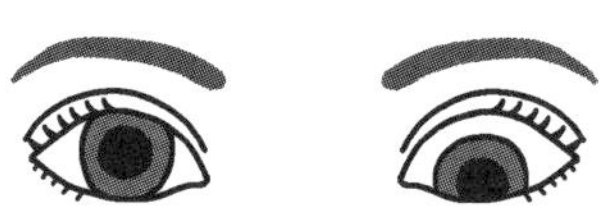

スマホの長時間使用を控える。画面をのぞき込むような近い距離で見ない、寝床で横になってスマホを見ない。こういったことに気をつけて下さい。

スマホ内斜視は、特に10代の若い人に起こりやすいといわれています。**スマホ内斜視になると、初期にはスマホをやめることで改善しますが、軽快しない場合は手術も必要**となります。

若い人たちには、「スマホ老眼」も増えてきているといいます。スマホ老眼は医学用語ではありませんが、スマホを過度に使用することで起こる老眼のような症状です。

老眼については第3章でくわしく解説しますが、老眼になると近くのものが見づらくなります。原因と考えられているのは、老化によって水晶体や毛様体筋の柔軟性がなくなることだといわれています。

スマホによる老眼は、小さな画面を見続けることで、毛様体筋が硬くなってピント調節がうまくいかなくなるからではないかと考えられています。内斜視と異なり、**スマホ老眼は一時的な症状であることが多く、目を休めると改善する**といわれています。

ブルーライトを気にしすぎない

ブルーライトの悪影響に科学的根拠はない

ブルーライトは目に悪いので注意しましょう、とよくいわれます。近視が増えてきている原因のひとつといわれる、スマホやタブレットなどの光に含まれていることもあって、なおのこと注意しなければならないと思われています。

結論から言うと、**ブルーライトを過度に恐れる必要はありません。**

それどころか、ブルーライトをカットするメガネは、逆効果になることもあります。

ブルーライトとは、可視光線の中で波長の短い青色の光のことをいいます。「ブルーライトは目に悪い」といわれるのは、波長の短い光ほどエネルギーが強く、目にも負担をかけるといわれるからです。しかし、アメリカの眼科アカデミーによると、ブルーライトが目に悪いという科学的根拠はないとされています。

ブルーライトというとスマホやタブレット、パソコンのモニターなどをイメージしますが、実は、太陽光にも含まれています。特に朝の光にはブルーライトが多く含まれていて、それが生体リズムを調整していると考えられています。

逆に、夜にブルーライトを浴びると、睡眠ホルモンといわれるメラトニンの分泌を抑制して、寝つきが悪くなってしまいます。そのため、「寝る前にスマホやタブレットを見ると睡眠の質が低下する」といわれるのです。

つまり、**寝る前さえ気をつければ、ブルーライトを恐れることはない**ということでもあります。

常時ブルーライトをカットするメガネを使っている人もいますが、日中も使用していると、生体リズムを崩してしまい体調に影響が出る可能性もあります。

どうしても気になるなら、各デバイスの設定やフィルターなどで画面を暗くしたり、暖色系の色に変えたりするだけで十分ではないでしょうか。

特に、子どもの場合は、紫外線カット機能が付いたブルーライトをカットするメガネをかけていると、逆効果になるかもしれません。

というのは、**目の成長を促し、近視を抑える効果があると報告されている、太陽光に含まれるバイオレットライトまで抑えてしまう可能性がある**からです。

バイオレットライトは、ブルーライトよりさらに波長が短い紫色の光で、近視の進行を抑制する遺伝子に働きかけ、この遺伝子の発現量を高めることがわかってきています（BioMedicine. 2017.）。

また、**バイオレットライトには、眼軸の長さが伸びるのを抑制する効果がある**ことも明らかになっています（Proc Natl Acad Sci U S A. 2021.）。

ブルーライトは、イメージされるような悪い光ではありません。

１日２時間以上、外で活動する

▼遠くを見るだけで近視予防の効果がある

近視の子どもが増えてきているのは、ゲームをする時間が増え、スマホやタブレットを日常的に使うようになって近見作業が増えたのが最大の理由です。

それでは、遠くを見るようにすると近視の進行を抑えられるのでしょうか？

遠くを見ると、近視の進行を抑えられます。遠くなら、どこを見ても有効です。

窓があるなら、窓の外を眺めてみましょう。そこにあるのが自然の風景なら、心理的なリラックス効果も得られるかもしれません。窓がない部屋にいるなら、壁にかけられているポスターや黒板、棚の上に置かれている花などを眺めてみましょう。

とにかく、スマホやモニターから目を離し、遠くを見ることです。

遠くを見ると、それまで近くのものを見るために収縮していた毛様体筋がゆるみ、目がひと休みできます。

遠くを見るようにするもっとも簡単な方法は、外で遊んだり、運動したりすることです。屋外活動の時間が、1日1時間未満の子どもたちと1日2時間以上の子どもたちを比較し、近視の進行について研究した論文があります（Invest Opthalmol Vis Sci. 2007.）。

それによると、1日2時間以上の子どもたちのほうが、近視の進行リスクを3分の1にまで抑えることができたと報告されています。

また、**外で遊んだり、運動したりすると、太陽光に含まれるバイオレットライトを浴びることにもなる**ので、さらに近視の進行を抑える効果を期待できます。

すぐにメガネやコンタクトを使う

▼裸眼で頑張っているとどんどん目が悪くなる

目の健康にとって、近視になることは、それほど恐れることではありません。近視は、人の個性のようなものだからです。問題は、近視を強度近視にまで進行させてしまうことです。

強度近視になると、将来的に目の健康を脅かすことになります。

近視の進行を抑えるには、ここまで紹介してきたように、まず**近見作業の時間をできるだけ少なくすること**です。

そして、もうひとつ大切なのが、**視力矯正をすること**です。

私たちの目は近視になっても、ものがちゃんと見えるように、がんばってピントを合わせようとします。それが、目に負担をかけ、さらに近視を進行させる原因です。がんばらなくてもピントが合う状態なら、目に負担をかけることはありません。その方法が、視力矯正です。

視力矯正で、すぐに頭に浮かぶのはメガネでしょう。

昔は、「メガネをかけると目が悪くなる」と言われていたことがありました。今でもそう思っている方もいるようですが、**メガネをかけたからといって、目が悪くなることはありません。**

メガネは、現状の近視のレベルに合わせて、ピントが合うように凹レンズで調整してくれる道具です。つまり、**メガネをかけると、がんばらなくても、ものがちゃんと見えるようになる**ということです。

目の負担が減るわけですから、近視の進行を抑えられるようになります。

昔は見え過ぎると目に負担になると考えられていて、メガネをやや弱い度数で処方することがあったそうです。しかし、最近の研究では弱い度数ではかえって目に負担がかかり、近視が進行することがわかってきました。

おそらくそういったところから、「メガネをかけると目が悪くなる」という話が出てきてしまったのではないでしょうか。

▼▼メガネが必要な目安とは？

近視になって視力が落ち不自由になれば、メガネをかけましょう。

これが、目の健康を守るための正しい知識です。

ただし、子どもの頃は眼球の成長期にあたり、メガネで矯正していても視力が悪くなることもあります。メガネをかけていても目を細めて見るようになったら、眼科専門医を受診して適切な眼鏡処方箋を発行してもらい、信頼できる眼鏡店で眼鏡を作成してもらってください。

こまめに度数を調整して、ちゃんと見える状態をキープすることで、近視の進行を抑えることが大切です。


メガネをかけるかどうかの目安は、一般的に言われるのは裸眼視力0・7以下。0・7以上あれば、教室のいちばん後ろの席から黒板の文字が見えるといわれます。黒板の文字が見づらくなったら近視が進行している可能性があるので注意してください。

視力を矯正する道具には、コンタクトレンズもあります。かけるわずらわしさや、かけたときの見た目からコンタクトレンズを選ぶ人もいるでしょう。コンタクトレンズもメガネと同様に、こまめに度数を調整するほうが近視の進行を抑えることにつながります。

コンタクトレンズは使い捨てタイプがおすすめ

コンタクトレンズとメガネとの大きな違いは、**コンタクトレンズは高度管理医療機器**に指定されていて、しっかりした管理が必要な医療機器だということです。人工関節、自己血糖測定器などと同じ扱いになります。

そのため、使い方を間違えると、目の健康を脅かすリスクがあります。日本眼科医会の調査ではコンタクトレンズを使用している10人に1人がトラブルを抱えています。

医療機器であるコンタクトレンズは、どんなタイプを使うにしても、使用法を守るのは大前提。そして、リスクを最小限に抑えるには、**1日で使い捨てるタイプのレンズをおすすめ**します。

ハードコンタクトレンズや2ウィークレンズなどは洗浄、保存することで一定期間使用することができるといわれます。

確かにそうなのですが、どんなに丁寧に洗っても、保存液につけていても、涙に含まれる粘液成分や脂分を落とし切るのは困難です。その汚れが少しずつ蓄積されると、やがて結膜や角膜を傷めることになります。

長時間使用も気をつけてください。目安は8時間です。

コンタクトレンズの性能がよくなったとはいえ、レンズを入れた目は、裸眼の状態と比べると酸素不足になりがちです。酸素が不足すると角膜に酸素が行きわたらなくなり、角膜の表面を傷つけることになります。

目の健康を守りたいなら、つけっぱなし状態が8時間を超えたらメガネに切り替えるようにしましょう。また、家にいるときや休日はできるだけメガネを使うようにすることです。


目に優しいコンタクトレンズなどないと思ってください。


最後に注意点をもうひとつ。

コンタクトレンズを購入する際は、眼科専門医に処方してもらうことが大切です。

日本の場合、コンタクトレンズを専門で販売しているクリニックで購入する人が多いと思いますが、目の検査を十分に行えるだけの機械や医師がそろっているクリニックは少ないのが現状です。

コンタクトレンズは高度管理医療機器であり、定期検査は必須です。眼科専門医で処方や定期検査を受けるようにしてください。

夜間コンタクトレンズを使う

手術しない視力矯正治療「オルソケラトロジー」

視力を矯正する方法として手軽なのは、メガネ、そしてコンタクトレンズです。この他に、近視の程度や年齢などの条件はありますが、近視の進行を抑え、裸眼視力を回復させる視力矯正法もあります。それが、これから紹介する「オルソケラトロジー」「レーシック」「ＩＣＬ（有水晶体眼内レンズ）」です。ただし、眼球の形状を変えることは難しく、伸びた眼軸が元に戻ることはありません。

オルソケラトロジーは、手術をしないタイプの視力矯正治療です。**寝ているときに特殊なハードコンタクトレンズを装用し、角膜の形状を矯正することで、日中は裸眼で過ごせる**ようになります。

治療を受けられる条件は、マイナス1D〜マイナス4Dの軽度〜中等度の近視。

2017年11月までは適応対象年齢に制限があり、原則20歳以上とされていましたが、12月から年齢制限が撤廃されたことで、近視の進行を抑える目的で利用する小中高生の子どもたちが急激に増えてきています。オルソケラトロジーは、講習を受けた眼科専門医のみがこのレンズを処方することができます。

最近の研究では、**角膜がやわらかい子どものほうがオルソケラトロジーの効果が出やすい**という報告が続いています。注意点としては、装用を中止すると元の状態に戻ることです。また、ハードコンタクトレンズを使用するため、毎日のしっかりした洗浄や管理が必要となります。眼科専門医での定期検査も必須です。また、使用に際しては保護者がしっかり見守ることが大切です。

【オルソケラトロジーの仕組み】

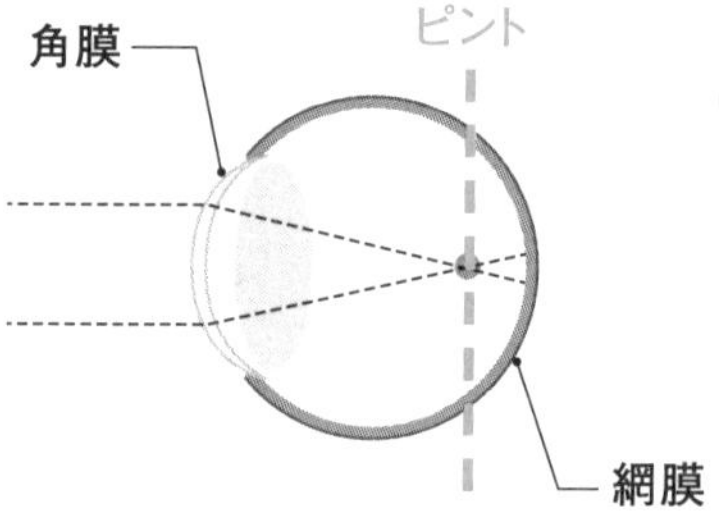

寝る前

レンズをつける前は、光が網膜よりも手前で焦点を結ぶため、ぼやけて見えます。

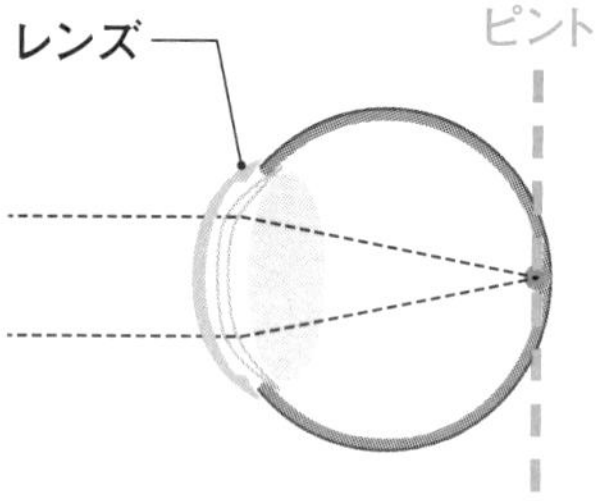

寝ている間に視力補正

特殊なカーブを持つレンズをつけて寝ると、角膜前面の形状を補正して光の焦点が網膜上になります。

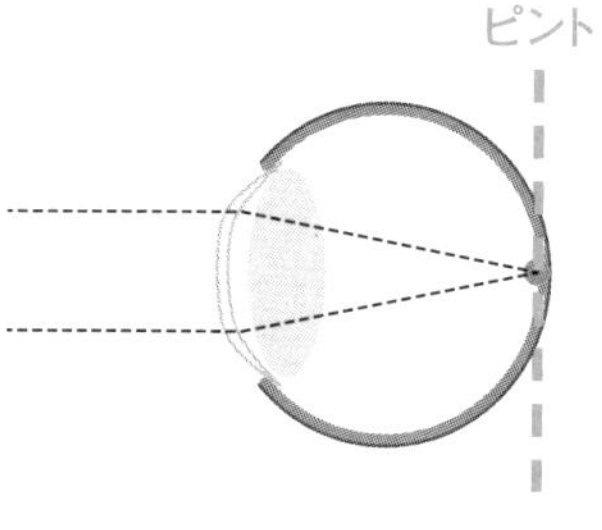

翌日は朝から裸眼生活

レンズをはずしても角膜の形状が維持されるため、昼間は裸眼で生活できます。

屈折率を矯正する手術「レーシック」

NASAも認めた屈折矯正技術

一時期話題となって各メディアでよく取り上げられたレーシックは、名前だけは聞いたことがあるという人は多いと思います。

レーシックは、角膜の表面をいったん薄くめくりあげ（フラップの作成）、めくった部分に特殊なレーザー（エキシマレーザー）を当てて焦点が網膜面に合うように角膜を削り、フラップを元に戻すという手術です。最近は角膜をめくらない、フェムトセカンドレーザーを用いた手術も行われるようになっています。

手術を受けられる年齢は、日本眼科学会の屈折矯正手術のガイドラインによると18歳以上、基本的には軽度〜中等度の遠視・近視が対象とされています。

アメリカ国防総省の軍パイロットやNASA（アメリカ航空宇宙局）の宇宙飛行士の適合検査として認められるなど、**レーシックの効果と安全性は確立している**と言っていいでしょう。

ただし、リスクがまったくないわけではありません。レーシック手術後によく現れる症状がドライアイ（詳細は第4章参照）と夜間の光の乱反射です。

目の表面が乾きやすくなるのは、角膜を削るときに、涙の量を感知するセンサーがダメージを受けるからではないかと考えられています。その影響で角膜の表面が悪化することで、夜間にまぶしく感じるようになるといわれています。

またレーシックには、ネガティブなイメージがあるのも事実です。これは、美容外科系のクリニックがレーシック手術に参入してきてからトラブルが多発したからです。

先ほど紹介したように、レーシックは安全性が確立している手術です。日本でレーシック手術が始まった頃は、行っていたのは専門家である眼科専門医。問題が起きることはほとんどなかったのです。

いまはどうかというと、手術の大部分を機械が行うため、眼科専門医の技術がなくても、安心して任せられる環境になりつつあります。

ただ、問題がまったくないわけではありません。技術や知識の少ない医師が行えば、やはり結果がともなわないこともあります。

レーシックは保険外診療になるため、手術前の検査から手術後のメンテナンスまで、すべて自費になります。レーシックを受けるときには、40歳を過ぎた方は老眼のことも考慮に入れる必要があります。「できるだけ安いところで」と考えがちですが、**目の健康を守りたいなら、信頼できる医師とすぐれた手術機器のある病院を選ぶ**ようにしましょう。

【レーシック手術の流れ】

①麻酔

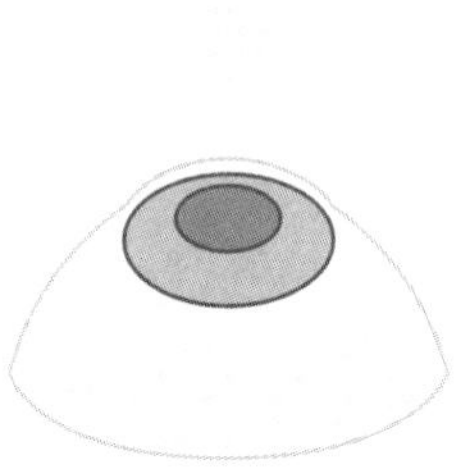

手術前に点眼麻酔をします。

②ふたを開ける

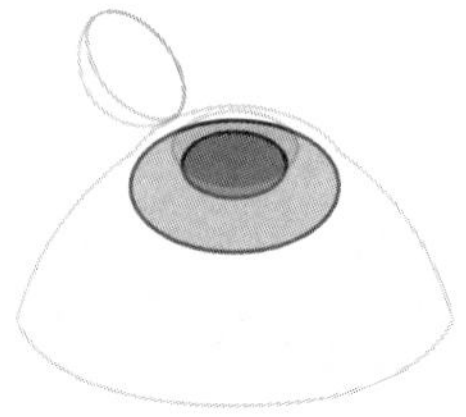

角膜の表面を切開し、ふた（フラップ）をつくり、めくって角膜実質層を露出させます。

③レーザー照射

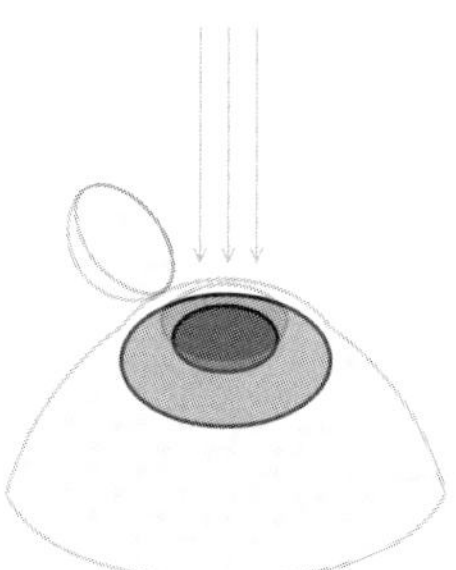

エキシマレーザーを照射して屈折率を改善します。

④ふたを閉じる

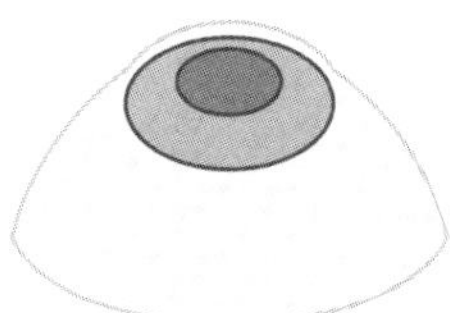

ふた（フラップ）を閉じると、自然に吸着します。

水晶体の上に眼内レンズを挿入する「ＩＣＬ（有水晶体眼内レンズ）」

強度近視の方も受けられる手術

最後に紹介する視力矯正法は、ＩＣＬ（有水晶体眼内レンズ）です。

ＩＣＬとは、水晶体の上に眼内レンズを挿入する手術です。薄くて小さなコンタクトレンズを、直接目の中に入れてしまうイメージになります。

手術を受けられる年齢はレーシックと同様に18歳以上ですが、水晶体を残したままの手術になるため、水晶体が硬くなっている老眼の人や水晶体が劣化する白内障を発症している人には適さない視力矯正法といえます。

ICLのメリットは、レーシックのように角膜を削ることもなく、万一の場合は、取り出せば元に戻せることです。また、ICLなら、強度近視の方にも対応できます。

ただし、ICLもレーシックと同様に保険適用外のため、検査から手術、メンテナンスまですべて自費になります。医療機関によって開きはありますが、45〜80万円くらいかかるといわれています。

第2章では、目の健康を守る第一段階として、近視の進行を抑える方法を紹介してきました。ポイントは2つです。

1つは、近見作業の時間を減らすこと。

もう1つは、視力矯正を適切に行うこと。

若い頃に強度近視にならないようにしておくと、60代以降の目の病気の発症リスクを軽減することができます。

【ICL手術の流れ】

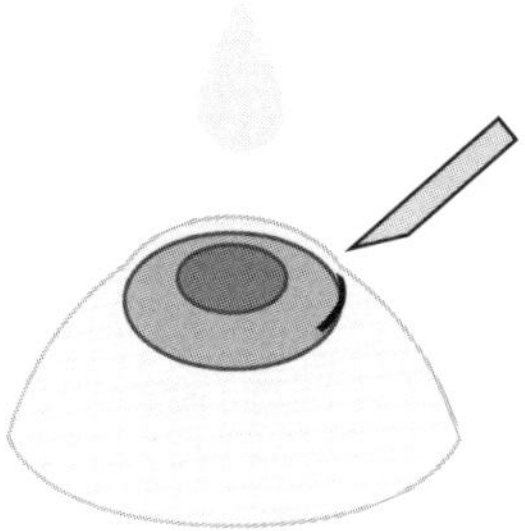

①麻酔と切開

瞳孔を拡大させ、点眼麻酔をし、角膜の縁を約3㎜切開します。

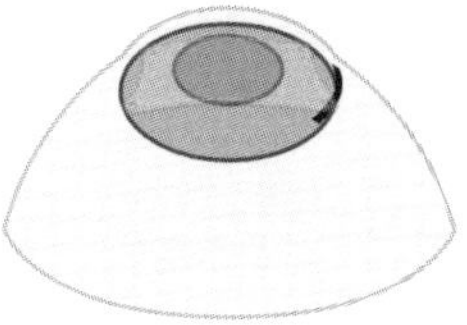

②レンズを入れる

切開した部分から、ICL（眼内コンタクトレンズ）を目の中に入れます。

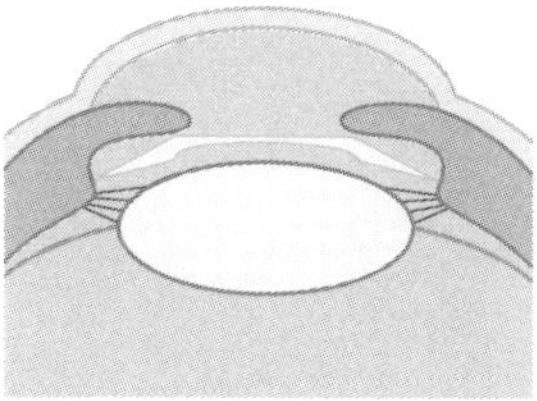

③レンズを固定する

レンズを虹彩と水晶体の間に固定します。瞳孔を収縮させると手術終了です。

目のこと
コラム1

子どもたちが楽しみながら目の大切さを学ぶ「メノコト元気教室」

近年、近視になる子どもが急増しています。スマホやタブレットなど、近見作業が多くなった社会環境が大きな原因と考えられていますが、子どもたちに「目の大切さ」を伝えきれていないことも背景のひとつではないかといえます。

そこで私たちは、「子どもたちに彩豊かな世界をずっと楽しんでもらいたい。目の健康について考えられる社会でありたい」という願いを込め、2007年から保育園～中学校の子どもたちを対象に、目の大切さを伝える「視育」がテーマの出張授業「メノコト元気教室」を行っています。

各学校からの依頼をお受けする形で、全国の保育園・幼稚園・小学校に、これまで累計665回授業を実施し、4万4684人（※2023年8月末時点）の子どもたちに目の健康の大切さを伝えてきました。

プログラムは、対象が子どもですから、体を動かしながら目のトレーニングをしたり、ゲームやクイズをしたりなど、目の健康を楽しく学んでもらいます。

参加した児童からは、「体を動かすことで目の運動になることを、今日の授業で学ぶことができました。タブレットを使った授業などで目が疲れたときは、目を休めるようにしたいと思います」といった感想をいただくこともあります。

目のこと
コラム2

目を守る時代から鍛える時代へ

私たちは、「目を鍛える」をテーマにした新しいアプローチも始めています。

２０１９年から、「目を守る時代から鍛える時代へ、ｅスポーツの発展に協力していきたい」という想いから、２０１９年には、日本国内のｅスポーツの普及と発展を目的に活動する「日本ｅスポーツ連合（ＪｅＳＵ）」に参加させていただきました。それ以来、専門学校や高校を訪問し、学生に向けて授業やイベント等を通じ、目の健康をサポートする活動を続けています。

すでにｅスポーツはとても身近なものになり、専門的に学べる学校も増えてきています。近い将来オリンピック競技になるのではともいわれる新しいジャンルに、子どもたちが注目しないわけがありません。

一方で、心配されているのは、ｅスポーツプレイヤーの目の酷使。目のコンディションの整え方や目の使い方を知らなければパフォーマンスの低下を招き、結果的に目の健康を損ねることにもなります。

そこで私たちは、ｅスポーツプレイヤーのパフォーマンス向上のサポートや目の健康を守りながら、正しく目を鍛える方法を伝える活動を続けています。これもまた、私たちの使命ではないかと考えています。

第 3 章

「目の老化」を遅らせる人の習慣

目が老化している人に起きている2つのこと

▼加齢とともに弾力がなくなる水晶体

健康寿命を延ばすために目の**健康を守る2つ目のポイントは、目の老化をできるだけ遅らせること**です。

老化は誰にでも起こる現象ですから、避けて通ることはできません。しかし、世の中には同じ年齢でも若々しく元気な人もいれば、とても同年代だと思えないほど老いている人もいますよね。

あなたはどちらになりたいか？　もちろん、いつまでも元気な人だと思います。目の老化も、気をつけていれば、そのスピードをゆるやかにすることができます。それが、目の病気を予防することにもつながります。

目の老化と聞いて、あなたは何を思い浮かべますか？

ほとんどの人が、「老眼」と答えるでしょう。

老眼は、目の老化で起きる現象です。髪に白いものが目立ってくるようなものなので、老眼そのものを恐れることはありません。

それでは、具体的に目に何が起きているのかというと、**「水晶体」と「毛様体筋」というピントを調節するために働いている2つの器官の機能低下**です。

水晶体とは、虫メガネのレンズのような形をした、水とタンパク質で形成された組織で、角膜とともに光の屈折を調節しています。カメラでいうレンズの役割です。

【見るときの水晶体と毛様体筋の働き】

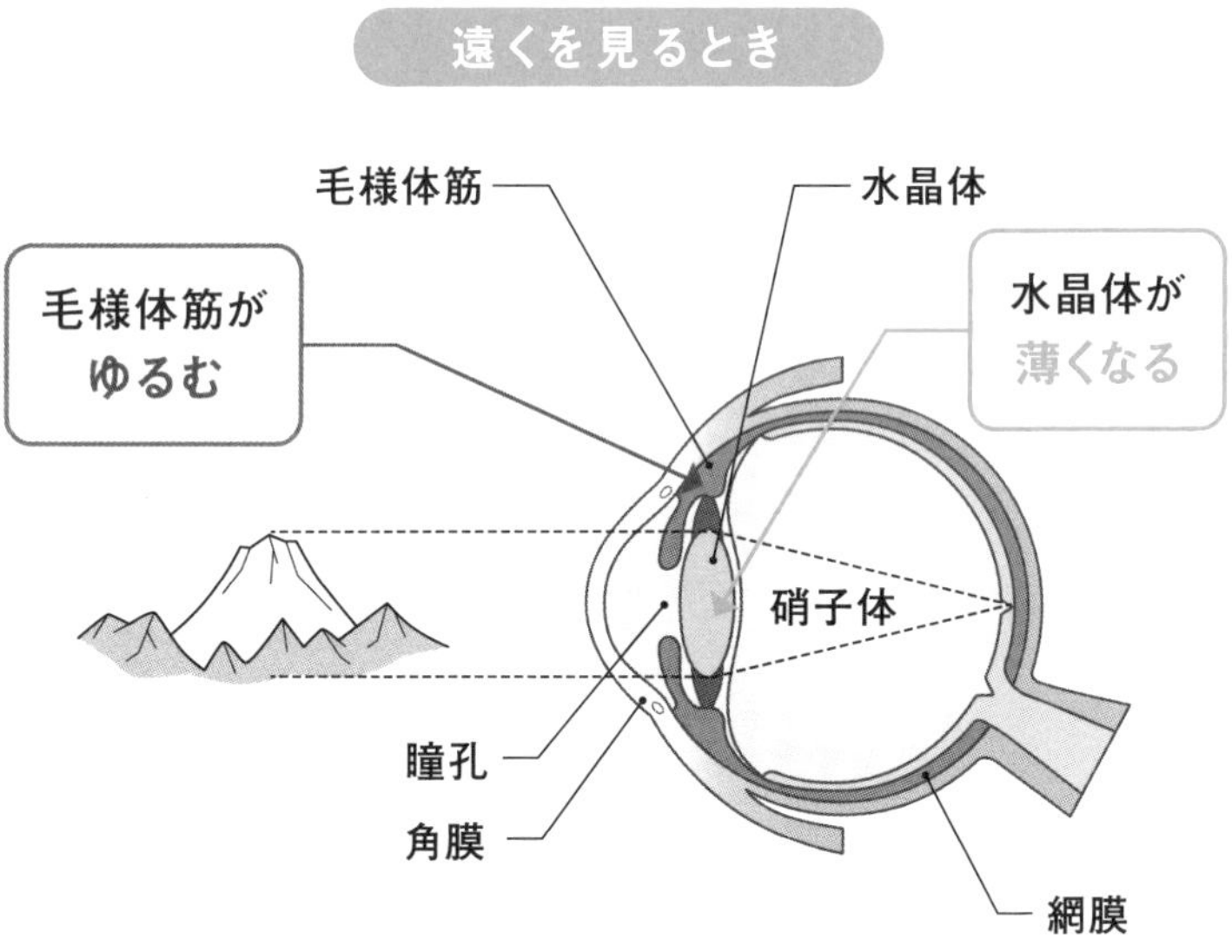

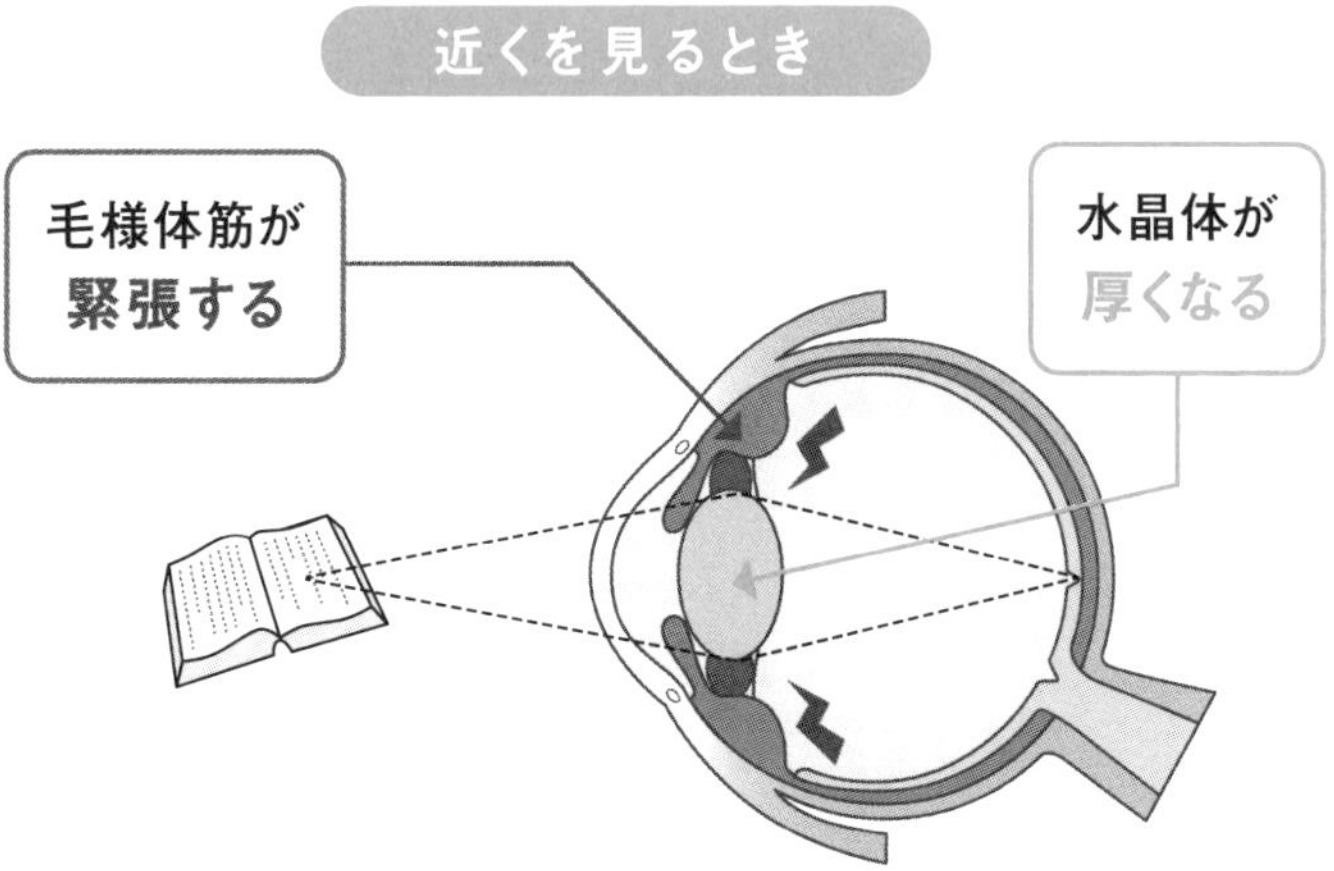

この水晶体が薄くなったり厚くなったりすることで、遠くにピントを合わせたり、近くにピントを合わせたりすることができます。

水晶体は、若い頃は非常に弾力があり、簡単に厚さの調節をすることができます。しかし、年齢とともに硬くなり、弾力性が低下してきます。そうなるとレンズの厚さの調節が難しくなってしまいます。

目の筋肉のピークも20〜30代

毛様体筋は、水晶体の厚さを調整する筋肉です。

毛様体筋が強く収縮すると水晶体が薄くなり、ゆるむと水晶体は厚くなります。この**毛様体筋も加齢とともに衰えてきます。**

私たちの体は、大小さまざまな筋肉で構成されていますが、筋肉量のピークは20代～30代。その後は、加齢とともに少しずつ筋肉量が減少するとともに、筋肉の質も低下してきます。

あなたも、若い頃と比べると筋力が落ちたなと感じることがありませんか？　目の筋肉も同じです。

毛様体筋が衰えると、水晶体の厚さをスムーズに調整できなくなります。

水晶体の柔軟性がなくなり、毛様体筋の筋力が衰えると、ピント調節がうまくいかなくなる。それが老眼の原因なのです。

第2章で紹介した、若い人たちに増えている「スマホ老眼」も理屈は同じです。

近くがよく見える近視の人がメガネやコンタクトレンズを使わずに裸眼のまま長時間スマホを見ていると、その間、毛様体筋はゆるんだ状態になるため水晶体は動かない。その状態が長ければ長いほど、水晶体は硬くなります。これを**調節弛緩型のスマホ老眼**といいます。

逆に近視の人がメガネやコンタクトレンズを使用して長時間スマホを見続けると、近くにピントを合わせるために毛様体筋が縮んだままの状態が続き、水晶体も厚くなったまま薄くなれない。筋肉は使い過ぎると硬くなり、動きが悪くなります。これが**調節緊張型のスマホ老眼**タイプです。

スマホ老眼は、スマホをしばらく見ないようにすれば回復することが多いといわれますが、**老化が原因の老眼は元に戻ることはありません。**

▼目が老化すると運転免許返納も

ピント調節機能が衰えると、「動体視力」も衰えてきます。

一般的な視力検査は、静止しているものを見る「静止視力」。動体視力とは、動いているものを目で追いかけて識別する能力をいいます。

静止視力と動体視力は別物と考えられていて、**動体視力は20代をピークに少しずつ衰え始め、40代を超えると加速し、60代から急激に衰える**といわれています。動体視力は眼球を動かす機能も関係しますが、どんなに眼球がよく動いてもピントが合わなければちゃんと見ることはできません。


日常生活の中で動体視力が衰えて困るのは、スポーツをされている方や車の運転をされている方だと思います。

特に車の運転は、満70歳以上になると免許更新時の高齢者研修で検査が行われるため、結果によっては免許返納も考えなくてはいけなくなります。

動体視力にまで影響を与えるピント調節機能の機能低下は、目を休める習慣や食習慣で遅らせることもできます。この章ではその具体的な方法を紹介していきましょう。

老眼になった後が健康寿命の分かれ道

▼▼ 老眼＝「目を労わろう」のサイン

「最近、老眼が始まったかも」

そう気づいても、生活に支障をきたすまでは「まだ大丈夫」と思って放置している人が少なくありません。老いを実感することでもあるので、なんとなく受け入れたくない心情にもなりますよね。

でも実は、**老眼になってからの対応が、その後の健康寿命を延ばせるかどうかの分**

かれ道。
老眼は、「そろそろ老化が始まっていますよ」「しっかり労って大切にしましょう」というサインだと思ってください。

サインは、手元の小さな文字が見えづらくなるだけではありません。

- **夕方になると、ものが見えづらくなる**
- **暗い場所へ行くと、見えづらくなる**
- **夕方になると、すごく目が疲れる**
- **夕方になると、目がかすむ**

これらのサイン、つまり**老化の症状を見逃さずに手を打つことが**、**いつまでも生活の質**（Quality of Life）**を落とさない人生につながる**のです。

老眼の症状を我慢して生活していると、やがて目が疲れやすくなったり、乾くようになったり、肩こりや頭痛がするようになったり、その影響は体全体に及ぶようになります。

また、目の病気の進行を早めたり、発症の原因になったり、もしかすると目以外の病気の発見を遅らせたりすることになるかもしれません。

老眼は、個人差はあるものの、40歳を過ぎる頃からほとんどの人に現れます。

目の老化が始まったなと受け止めて老化のスピードを遅らせる努力をするか、それとも、手元が見えにくくても放置するか。

健康寿命を延ばせるかどうかは、ここからです。

「近視の人が老眼になりにくい」はウソ

近視の老眼は気づきにくいだけ

ところで、「近視の人は老眼にならない」と聞いたことはありませんか？　これは間違った認識です。

水晶体の硬化や毛様体筋の衰えは、老化によってすべての人に起こる生理現象です。**近視の人にも例外なく起きます。**

ではなぜ近視だと老眼になりにくいといわれるのかというと、単に自覚しにくいからです。

近視の人は、もともと遠くが見えにくく、手元にピントを合わせやすい状態です。ですから老眼になっていても、メガネやコンタクトレンズを外せば手元がよく見えます。これは、**見え方としては老眼ではないように感じますが、水晶体や毛様体筋は衰えています。**

老眼の症状は、手元が見づらくなるだけではありません。その他の症状は、おそらく出ているはずです。

老眼に気づきにくいのは、メガネのレンズから目（眼球）までの距離が関係していることも考えられます。

この距離のことを「**頂点間距離**」と呼びますが、近視を矯正するレンズは、光学的な特性としてメガネのレンズから目の表面までの距離が離れるほど、近くの距離にあるものにピントを合わせるために必要な力が少なくてすみます。

例えば、鼻メガネのように、目からメガネを離してものを見ていると、老眼の症状に気づきにくいことになります。

メガネ派かコンタクトレンズ派かでも、老眼の症状を自覚する時期が異なるともいわれています。

コンタクトレンズは目に直接触れているために目とレンズとの距離がなく、近くの距離にあるものにピントを合わせるための力を多く使うことになり、結果として、**メガネに比べてコンタクトレンズを使用している人のほうが老眼を自覚する時期が早まる**傾向にあります。

いずれにしても、誰でもなるのが老眼。近視の人も例外ではありません。

老眼鏡は早めに使い始めよう

▼▼ 老眼鏡嫌いの人が勘違いしていること

誰でも老眼になります。そして、老眼を治すことはできません。できることは、生涯にわたって目の健康を維持するために、老化のスピードをゆるやかにすることです。

その方法のひとつが、**老眼鏡**です。

老眼鏡をかけると、硬くなってきている水晶体や毛様体筋に負担をかけなくても、らくに見ることができます。

ところが、老眼鏡はあまり使いたくないという人も、少なくありません。「いかにも高齢者」といったイメージで嫌う人もいますし、かけたり外したりするのが面倒という人や、老眼鏡を使うとかえって老眼が進行してしまうと思い込んでいる人もいます。

「メガネをかけると目が悪くなる」と同じように、「老眼鏡を使い始めると、老眼の進行が早くなる」は、間違った俗説です。**老眼鏡を使わずに頑張ってピントを合わせようとすると、目が疲れて逆に進行を速める**危険があります。

また、老眼が進んでから老眼鏡を使うと、歪みが大きくなって慣れるまで見えにくく、つまずいたり転んだりすることもあるでしょう。

「ちょっと近くが見づらくなってきたなあ」と感じたら、すぐに老眼鏡をかけ始めて、進行に合わせてレンズの度を調整していくのがおすすめです。

▼▼ 見た目が気になる人は累進多焦点レンズを

老眼鏡のレンズには大きく分けて、「単焦点レンズ」と「多焦点レンズ」の２つがあります。

単焦点レンズは、１カ所だけにピントが合うレンズです。

老眼鏡として使われるのは、手元にピントが合うレンズ。そのため、遠くを見るときはピントがずれてボヤけて見づらくなります。そのときはメガネを外すか、遠くを見る用のメガネにかけ替える必要があります。

ちなみに、**近くの細かいものを見るためなら、拡大鏡を利用する**という方法もあります。

拡大鏡は虫メガネと同様で、小さなものを拡大して見やすくしています。つまり、単焦点レンズの老眼鏡は見たいものがそのままの大きさで見えますが、拡大鏡はその名の通り、拡大して見えるということです。

多焦点レンズは、複数カ所にピントが合うレンズです。

老眼鏡といわれてイメージするのは、こちらのレンズを使ったタイプだと思います。いわゆる遠近両用メガネです。

遠近両用メガネなら、メガネをかけたり外したりすることなく、近くも遠くもひとつのメガネで見ることができます。

ひと昔前は、近くと遠くの2種類の度数しか設定されていない二焦点レンズが主流でしたが、**最近は、近くから遠くまで段階的に度数を変えてある累進多焦点レンズが主流**になってきています。

累進多焦点レンズはレンズに境目がないため、老眼鏡と気づかれにくいことも人気の理由のようです。

ただし、度数が細分化されているため周辺部に歪みが出やすく、メガネに慣れるのに時間がかかるといわれています。

メガネよりもコンタクトレンズのほうがいいという人には、最近では、遠近両用のコンタクトレンズも質の高いものが増えています。

遠近両用の**マルチフォーカル（多焦点）コンタクトレンズは、とても快適な使用感**だと評価されています。

とにかく、老眼を自覚したら、迷わず眼科を受診し、目の病気をチェックしてもらい、見たい距離に合わせた老眼鏡（またはコンタクトレンズ）をつくることです。

それが、あなたの目を守ることになります。

目も老化すると疲れやすくなる

眼精疲労と疲れ目の違い

目が疲れやすくなるのも老化による症状の一つです。

同じ距離を歩いても若い頃はなんともなかったのに、いまは翌日まで疲れが残る。目も同じです。同じように使っているつもりでも、疲労が蓄積しやすく、回復しづらくなります。

その疲れが、目だけでなく、体にまで現れるようになるのが「眼精疲労」です。老眼と同じように、放っておくと目の健康を脅かすことになります。

「目が疲れる」という症状は、若い人にもあります。

スマホをずっと眺めていたり、長時間パソコン作業をしたりしていると、目の疲れを感じるだけでなく、目が充血したり、視界がかすんだり、ぼやけて見えたりしてくることがあります。

眼精疲労と似たような症状ですが、決定的な違いがあります。それは、**目が疲れただけなら目を休めたり、十分な睡眠をとったりすると回復しますが、眼精疲労は休息をとってもなかなか回復しない**ところです。

▼しつこい肩こりや頭痛は眼精疲労のせい？

そして、目が疲れた状態が続くことで、目が痛くなったり、ものが見にくくなったり、乾くようになったりなど、目に現れる症状がどんどん重くなります。

さらに症状は、全身に現れるようにもなります。

肩こりや頭痛などが起きたり、めまいや吐き気が起きたり、お腹の状態が悪くなったり、だるさを感じるようになったり、何をするにもやる気が起きなくなったりすることもあります。

眼精疲労は、目が疲れを感じるだけでは終わらないのです。

それでは眼精疲労を悪化させないためにはどうしたらいいのでしょうか？

それは、老眼の症状や疲れ目の症状が出始めたら、それ以上老化を早めないように、目のケアを怠らないようにすることです。

目が疲れているときは温める？冷やす？

目の疲れを軽減する「20－20－20」ルール

かすんで見える、ぼやけて見える、目が充血している……。
目が疲れているなあ、という自覚症状が現れたら、すぐに目のケアです。
目の疲れを感じたら、まずやるべきことは、目を休ませることです。
疲れたら休む。当たり前のことですが、すごく大事なことです。米国眼科学会議では、目を休ませる方法として「20－20－20」ルールを推奨しています。

「20－20－20」とは、**「連続して20分デジタル端末画面を見たり、画面の文章を読んだりしたあとは、20フィート（約6メートル）離れたところを、20秒間眺める」**というルールです。このルールを実践することによって、眼精疲労が改善することも報告されています（Cont Lens Anterior Eye. 2023.）。

▼蒸しタオル3分リラックス法

目の疲れをとるには、目を温めるのも有効です。

冷やしてはいけないのですか？　と疑問を抱く人もいるかもしれませんが、目を休ませ、疲れをとる目的なら、温めてください。

目を温めると血流がよくなり、毛様体筋もほぐれ、疲労回復につながります。体を動かして疲れたときにお風呂に入ると疲れがとれますよね。目にも同じ効果を期待できます。目は細かい血管が集中していて、使い過ぎて血流が悪くなると、十分な酸素や栄養が行き届かなくなります。

めばちこ（麦粒腫）などの炎症で充血を起こしているときなどは、冷やすことで炎症を落ち着かせることができます。充血以外のときは、目を冷やすと血流が悪くなり、毛様体筋も硬くなってしまうので注意しましょう。

目を温める方法としてのおすすめは、次のページに紹介する**「蒸しタオル（ホットタオル）」**。電子レンジで温めたタオルをまぶたの上に乗せて目のまわりを温める、簡単な方法です。お風呂に入っているときに、40度くらいに温めたタオルを目の上に乗せるのもいいでしょう。

薬を使わないため、やけどさえ注意すれば副作用の心配もなく、目のケアとしてはとても安全な方法です。また、目を温めることでまぶたの中に貯蔵されている油（脂質）がスムーズに分泌されやすくなり、涙の質が改善されるため、後ほど紹介する「ドライアイ」にも効果があるといわれます。

【「蒸しタオル」で目を温める方法】

1

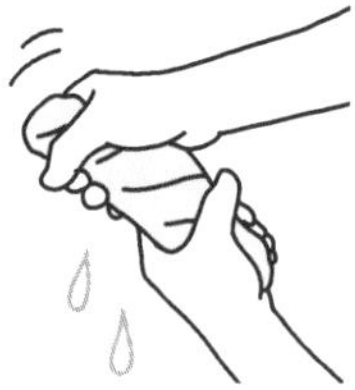

おしぼりを１枚水で濡らしてしぼる

2

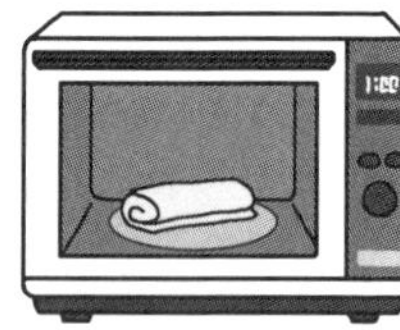

①をグルグル巻きにして、電子レンジで加熱する（500Wで1分程度）

3

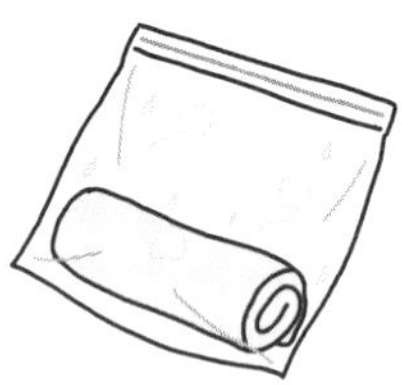

電子レンジから取り出してすぐにポリ袋に入れるかサランラップを巻く

4

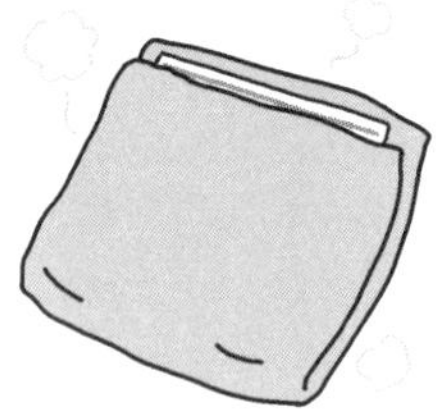

もう１枚の乾いたおしぼりで巻いて「蒸しタオル」完成

5

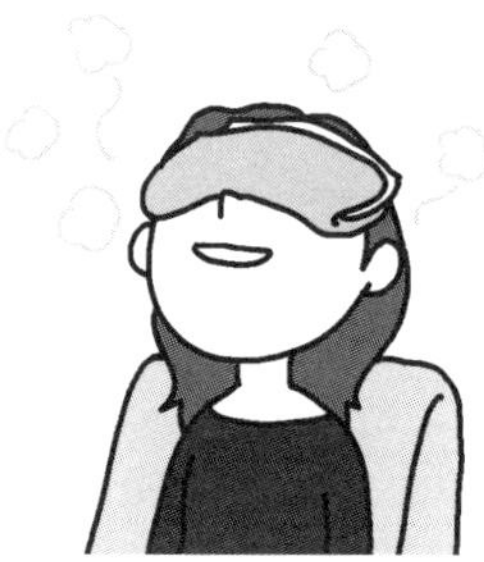

「蒸しタオル」をまぶたの上に乗せ、目を閉じて3分ほどリラックスする

眼科医が警告！　眼球をギュッとマッサージしてはいけない理由

▼目は刺激しない、目のまわりのツボを刺激する

目の疲れを感じたときに、まぶたの上から眼球をギュッと押してみた経験はありませんか？

なんとなく気持ちよくて疲れがとれそうに感じますが、眼科医からすると決しておすすめできない行為です。

なぜなら、眼を押すと迷走神経反射を起こし、血の気が引く、気分が悪くなる、冷

や汗が出る、めまいがするなどの症状を引き起こすことがあるからです。ひどいときには失神に至ることもあります。

目の疲れをとるために、目を直接圧迫したり、ギュッと強く押さえたりして強い刺激を与えるのはNG。その代わりにおすすめするのが、**目のまわりにあるツボを指圧すること**です。目のまわりには、たくさんのツボが集中しています。

目が疲れたときに目頭を揉むという行為は、実は、そのツボを刺激して疲れを回復させる有効な方法なのです。

ツボを刺激すると神経が活性化し、その情報が脳や脊髄など、体全体を操る中枢神経に伝わり、ツボと関連のある臓器や神経の働きを「調整する指令」が出されるといわれています。

そのため、ある臓器に不調が生じると対応するツボが硬くなったり、押すと痛みを感じたりします。

【目のまわりのツボ～】

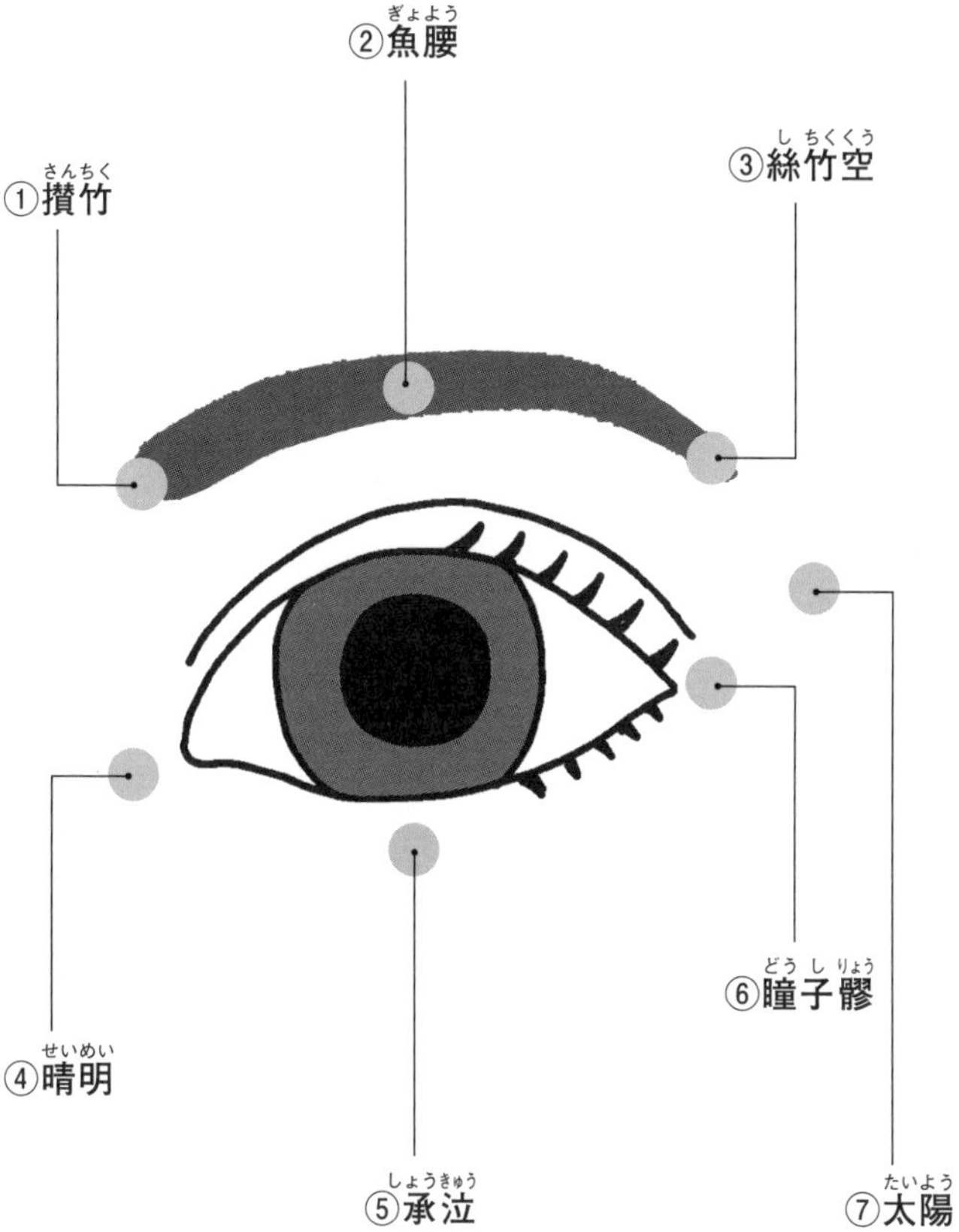

②魚腰《ぎょよう》
①攢竹《さんちく》
③絲竹空《しちくくう》
⑥瞳子髎《どうしりょう》
④晴明《せいめい》
⑤承泣《しょうきゅう》
⑦太陽《たいよう》

▼▼目の疲れをとる7つのツボ

121ページに紹介したのが、目のまわりの代表的な7つのツボです。このツボを圧迫することで、目の血流がよくなり、疲れ目などの改善につながります。

ツボを刺激するには、**「ひとつのツボに対して、それぞれ2〜3回、〝イタ気持ちい〟と感じる強さで3秒程度押す」**のが基本になります。

ツボを刺激するときも、目（眼球）自体を圧迫しないように気をつけてください。目を圧迫すると急激に血圧が低下し、意識を失うことさえあります。

紹介しているツボは硬い骨の部分にあります。刺激するなら骨の部分を押すと覚えておきましょう。

①左右のまゆ頭の内側のくぼみ「攢竹」

両手の親指で、くぼみを押し上げましょう。ドライアイが原因で起こる目の疲れに効果があります。

②まゆ毛の中央、骨の上「魚腰」

指の腹で、ぐるぐると小さな円を描くように刺激しましょう。まゆ毛のまわりの筋肉をゆるめ、目のまわり全体のこわばりをやわらげます。

③まゆ毛をまゆ尻に向かってたどっていった骨の外側にあるくぼみ「絲竹空」

左右同時に親指で斜め上に向かって刺激するのがおすすめです。

④左右の目頭の上、鼻よりにあるくぼみ「晴明」

親指をツボに当て、上に向かって押し上げるように刺激しましょう。目の疲れがやわらぎ、視界がクリアになります。

⑤左右の黒目のちょうど真下の骨のキワ「承泣」

骨のキワに指先を引っかけるようにして下に押します。目の下のクマや充血をやわらげる効果の高いツボです。

⑥目尻から指1本分、耳側にある骨のくぼみ「瞳子髎」

中指などを使い、骨のキワを目に向かって押します。緊張した目のまわりの筋肉がほぐれ、目の疲れが軽減されます。

⑦左右のこめかみの少し眉毛寄りのくぼみ「太陽」

骨のキワを内側に押し込むように刺激します。目の疲れの原因である頭痛をやわらげ、すっきり見えるようになります。

目が疲れたなあと感じたら、押しやすいツボを刺激してみてください。スッキリすると思います。決して眼球を押さえないようにしてください。

効果的な目薬の選び方と使い方

▼市販の目薬は防腐剤に注意

目が疲れたときに、目薬（点眼薬）を差す人は多いかもしれません。

目薬に関して、最初に言っておきたいのは、他の薬と同じように**市販の目薬に大きな期待を持たないこと**です。本当に効く目薬が欲しいときは、眼科医で処方してもらうようにしましょう。

目薬を差すとスッキリするため効いたような気になりますが、疲れ目の原因が改善されているわけではありません。

眼科医で処方される薬は、刺激をできるだけ少なくするようにつくられているため、差してもスッキリしない目薬が多くなります。

気をつけたいのが、市販の多くの目薬に使われている防腐剤です。長期的に使うと、目にとっては逆効果になることがあります。

開封後も清潔に保てるように細菌を繁殖させない理由で使われていますが、目が疲れて乾きやすい状態になっていると、防腐剤が長時間目に留まることになり、角膜を傷つける可能性があります。

薬局やドラッグストアなどで目薬を購入するときは、防腐剤が入っていないものを選ぶようにしましょう。

1滴で十分。大切なのは差し方

目薬の使い方にもコツがあります。

目薬は2〜3滴、目からあふれるくらい入れないと効果がないと思っている人がいるようですが、目薬は1滴で十分です。

目薬の入る容積（結膜嚢といわれる部分）は、約30マイクロリットルしかありません。目薬の先端から出る量は一度に約50マイクロリットルなので、1滴入れてもこぼれてしまいます。**2滴、3滴入れたら目からこぼれてしまうだけ**です。

目薬は1滴で十分。

その**1滴を確実に入れることが肝心**なのです。

【上手な目薬の差し方】

1

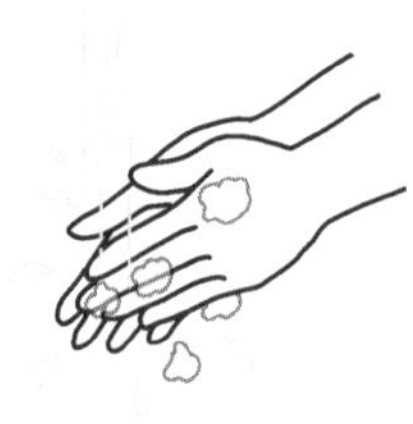

目薬を差す前に、石けんと流水で手をしっかり洗って清潔にします。

2

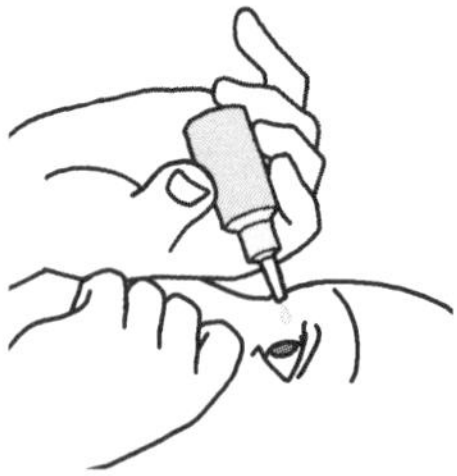

容器を持つ手と反対の手でげんこつをつくり（げんこつにせず、人差し指の腹を使ってもOK）、人差し指を下まぶたに当てて軽く引き、顔を上に向けて目を大きく開け、確実に1滴入れます。

※上を向くのがつらいときは寝転んで差すのもいいでしょう。

3

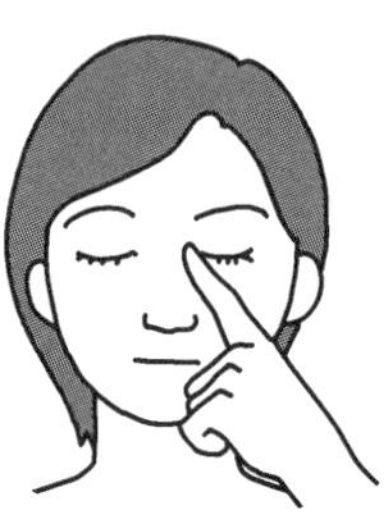

点眼後は目を閉じ、目頭のところを軽く指でつまんで3分ぐらい圧迫します。

4

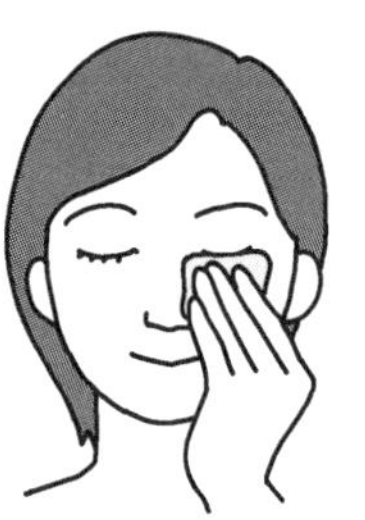

あふれ出た点眼液は清潔なティッシュで拭き取ります。

眼球をゴロゴロ動かす「眼球体操」はNG。目の正しい筋トレとは

眼球体操で網膜が破れることも

目の老化のひとつは、ピント調節に欠かせない毛様体筋が衰えることです。

この毛様体筋の衰えを防ぐために、眼球をゴロゴロ動かす「眼球体操」などといわれるトレーニングがあります。ハウツー本も出版されているので、目にしたことがあるかもしれません。

筋肉である毛様体筋は、体の他の筋肉と同じように、たしかに鍛えると強くなりま

す。しかし、細かいパーツで構成されている精密機械の中にある筋肉を、一般的な筋力トレーニングのように、バンバン鍛えるというわけにはいきません。

眼科医の視点からいうと、眼球体操はとても危険な行為です。

　眼球を左右に勢いよく動かしたり、ぐるぐる回したりすることは、目の組織に大きな負担をかけることになるからです。

　目は体の中でも、とくに複雑で繊細な組織です。脳と同じレベルといってもいいくらいです。つまり、眼球をゴロゴロ動かす行為は、頭を激しくゆさぶるようなもの。どこかに障がいを起こしても不思議ではありません。


最も影響を受けやすいと考えられるのが、網膜です。

　眼球の大部分を占める硝子体は、もともと網膜にくっついています。年齢とともに少しずつ外れていくのですが、**近視の強い人や網膜に弱い部分がある人は硝子体と網膜とのくっつきが強い部分があり、眼球を動かすことでその部分に刺激が加わり、裂**

孔（穴が開くこと）ができることがあります。

その部分を放置すると、やがて網膜剥離を起こしてくる可能性があります。

▼遠くと近くを交互に見るだけで十分

では、どうすれば安全に毛様体筋を鍛えられるかというと、遠くを見たり、近くを見たりする程度で十分。それが、正しい目の筋トレです。

①５メートル程度先を１秒見る
②10〜15センチくらいの手元を１秒見る

無理のない回数でかまいません。①②を何度か繰り返すだけで毛様体筋のこりがほぐれ、老化をくい止めることになります。それだけ、疲れにくい目になるということでもあります。

目が老けない人はオシャレじゃなくてもサングラス

おすすめは真っ黒より色が薄めのサングラス

近年、カンカンに太陽が照りつける猛暑日が増えていますが、季節によらず日光が強烈なときに不可欠なのが、サングラスです。

サングラスというとちょっと気取った感じがして、常用していない人もいるかもしれません。でも、**目を守るためには、ぜひサングラスを使ってください。**

「光老化」という言葉を聞いたことがあるでしょうか？

光老化とは、長期的に紫外線を浴びることで体に現れるダメージのことをいいます。

肌への影響を思い浮かべる人が多いと思いますが、**紫外線は目にもダメージを与え、老化を促進させる**原因になります。


紫外線のダメージを受けるのは、角膜や水晶体、および網膜です。

というのは、目の奥にある組織を守るために、角膜や水晶体で多くの紫外線が吸収されるからです。加齢によって柔軟性がなくなってきた水晶体が、紫外線によってさらに衰えるということです。

また、紫外線によるダメージは、白内障の発症にもつながります。


サングラスは太陽のまぶしさを軽減するためでも、おしゃれのためでもなく、**大切な目を光の刺激から守り、目の健康を長く維持するための大切な防衛道具**なのです。

ただし、どんなサングラスでもいいというわけではありません。**目の老化を防ぐために紫外線をカットしたいなら、薄い色のサングラスを選ぶ**ようにしましょう。

色の濃いレンズのほうが紫外線をカットしてくれそうですが、色が濃すぎると視界が暗くなり、目に入ってくる光の量を調節している瞳孔が開いてしまいます。そうすると、メガネと顔のすき間から入ってくる紫外線が、開いた瞳孔から入ってきやすくなるのです。

その点、薄い色なら暗くならないため瞳孔が開き過ぎず、すき間からの紫外線が入りにくくなります。

まぶしさも紫外線もきっちりカットする遮光メガネ

薄い色のサングラスよりさらにおすすめなのが、遮光メガネです。

遮光メガネは、もともと網膜色素変性などの病気によって、まぶしさを感じる人のまぶしさを緩和するために開発されたメガネです。

まぶしいと感じやすい特定の波長を効率よくカットしているため、まぶしくないからといって暗くなることもありません。もちろん、紫外線も完全にカットします。

一方、サングラスは、目に入る可視光線を均一にカットします。必要とされる明るさを感じる光までカットされるため、どうしても暗く感じることになるのです。

遮光メガネは、いってみれば、高機能サングラス。

特に目の老化でまぶしさを感じるようになっている人は、サングラスの代わりに使ってみてはいかがでしょうか。

目の老化を遅らせる食の4つのキーワード

目の健康に欠かせないビタミンA

目の老化を遅らせる方法として最後に紹介するのは、食です。

目を構成する組織も、体の他の部位と同じように食べたものでつくられています。

目の健康を維持するための栄養素をしっかり摂り続けることもまた、目の老化をゆるやかにすることにつながります。

最初に紹介するのは、「ビタミンA」。

別名「目のビタミン」ともいわれるほど、目にとって欠かせない栄養素です。**ビタミンAが不足すると光や色に反応する機能が低下**し、例えば、薄暗い場所で見えにくくなったり、色が識別できなくなったりします。

また、**ビタミンAには涙を目の表面に留めるムチン（※詳細は187ページ）を産生する**働きがあり、不足するとドライアイにつながることがあります。

ビタミンAが多く含まれる食べ物は、レバー（牛肉・鶏・豚）、うなぎ、あん肝などになります。また、体内でビタミンAに変換されるβ－カロテンを豊富に含む、にんじんやモロヘイヤなどの緑黄色野菜も積極的に摂ったほうがいい食べ物です。

▼目薬にも含まれているビタミンB群

次に紹介するのは、「ビタミンB群」。**ビタミンB群には、ビタミンB_1、B_2、B_3（ナイアシン）、B_6、B_{12}、葉酸、パントテン酸、ビオチンの8種類**があります。

あまり知られていませんが、この**ビタミンB群は、疲れ目や加齢による視力低下のためのほとんどの点眼剤に含まれています。**お使いの目薬があれば、成分を確かめてみてください。きっとビタミンB群のいくつかは含まれているはずです。

それでは、ビタミンB群には具体的にどのような効果があるのでしょうか？

例えば、ビタミンB_1には視神経を活性化させ、筋肉の疲れを改善する働きがあります。ビタミンB_2には、粘膜を保護し、目の充血や疲れ目に効果があります。B_3（ナイアシン）には、血流を改善する効果があります。

ビタミンB_6やB_{12}には、毛様体筋の主成分であるタンパク質の吸収を補助し、目における細胞の新陳代謝をサポートします。

ビタミンB群が多く含まれる食材は、次のようなものになります。

■ビタミンB_1：豚肉、うなぎ、ナッツ、豆類など
■ビタミンB_2：魚介類、レバー、アーモンド、卵、乳製品など
■ビタミンB_3（ナイアシン）：魚介類、魚卵、肉類など

■ビタミンB_6：野菜、穀類、魚介類など
■ビタミンB_{12}：魚介類、海藻、レバー、肉類など
■葉酸：酵母、藻類、レバー、卵、乳製品など
■パントテン酸：豚肉、うなぎ、ナッツ類、豆類など
■ビオチン：酵母、キノコ、レバー、ナッツ類など

▼網膜の細胞を守る青魚

3つ目に紹介するのは、「青魚」。目の健康を維持する栄養素として、サンマやサバなどの青魚に多く含まれている**EPA（エイコサペンタエン酸）**や**DHA（ドコサヘキサエン酸）**というオメガ3系脂肪酸も重要です。

EPAとDHAは人間の体内ではつくることができない必須脂肪酸で、血液をサラサラにし、**血管の老化防止に効果を発揮して、網膜にある錐体細胞や桿体細胞といっ**

た見るために重要な組織を守る役割があります。

また、網膜の脂肪組織の多くは、ＤＨＡで構成されています。ＥＰＡやＤＨＡを手軽に摂るには、サバ缶やサンマ缶などの缶詰を活用するのもおすすめです。また同じ魚でも、揚げ物よりは煮魚、さらに生（お刺身）のほうが、よりＥＰＡやＤＨＡを多く摂ることができます。

▼酸化ストレスから目を守るファイトケミカル

最後に紹介するのは、「ファイトケミカル」。

ファイトケミカルとは、野菜や果物、豆類などに含まれている化学成分のことで、強力な抗酸化力で体内の細胞を活性酸素から守る力があります。その種類は、現在発見されているもので数万種、未発見のものを含めると１００万種を超えるのではないかといわれています。このファイトケミカルの中で、注目されているのが**「カロテノ**

イド」「ポリフェノール」です。
カロテノイドの中で、特に目の老化に効果があるといわれるのが、緑黄色野菜に含まれる「ルテイン」や「ゼアキサンチン」という黄色の色素成分です。

ルテインやゼアキサンチンは、水晶体や黄斑部に存在し、強力な抗酸化作用で老化や紫外線による活性酸素を除去する効果があります。

特に、加齢黄斑変性との関連があることがわかってきており、**加齢黄斑変性症の発症リスクがある場合、進行抑制を目的としてルテインとゼアキサンチンのサプリメントを医師が勧めるケースも**増えてきています。

また、２００４年に発表された論文では、１日あたり10ミリグラムのルテインを摂取し続けることで、加齢黄斑変性や白内障などの病気の予防につながるということがわかっています。

ルテインやゼアキサンチンは体内で合成できない栄養素のため、食べ物やサプリメントで摂取していないと、加齢とともに少しずつ減少してきます。逆に、十分に摂取している人は、網膜に十分な量が存在することもわかっています。

ルテインが多い食材はブロッコリーやホウレンソウ、カボチャ、ニンジンなどで、ゼアキサンチンが多い食材はホウレンソウ、クコの実、トウモロコシ、パプリカ、柿、ミカンなどが挙げられます。

カロテノイドでもうひとつ注目したいのが、桜エビやカニ、鮭などに含まれる赤色の色素成分である「アスタキサンチン」です。

アスタキサンチンの大きな特徴は、特定の栄養素しか入り込むことができない網膜の中で働ける、数少ない抗酸化物質だということです。

目は体の中で特に大切にされている器官で、その入り口には「血液網膜関門」と呼ばれる関所のようなフィルターがあります。必要な栄養素のみを選別するこのフィルターはとても厳重で、ビタミンCやビタミンE、β－カロテンなどのよく知られる抗酸化物質でさえ通れません。

アスタキサンチンは、網膜に直接働きかけることができる抗酸化物質なのです。

ポリフェノールの中で目の健康を守る成分として注目されているのが、ブルーベリーやカシスなどに含まれる青紫色の色素成分である「アントシアニン」です。

私たちがもの見るには、網膜に映し出された絵を脳に電気信号で送らなければなりません。そのときに必要なのが、ロドプシンという物質です。ロドプシンの合成が遅れると、視界がぼやけたり、かすんだりという現象が起きます。

このロドプシンの再合成を助けるのがアントシアニン。**ブルーベリーが目にいいといわれるのは、アントシアニンが豊富に含まれる食材だから**です。

ちなみに、ブルーベリーの一種であるビルベリーのエキスと一緒にルテインを摂取すると、ルテインの吸収量が向上することがわかっています。

▼▼目の健康を守るブルーベリーの可能性

実は、ブルーベリーには、アントシアニン以外にも目の健康を守る成分が含まれていることがわかってきました。

それは、**ブルーベリーの葉と茎に含まれる「プロアントシアニジン」**です。その強力な抗酸化力は、**目の血流をよくするとともに、毛様体筋のこりほぐしてくれる**効果が期待されています。

先行して進められている研究においては、抗脂肪肝作用、血圧上昇抑制作用、アルコール性の肝障がい抑制作用などの成人病関係の予防に効果があることも、続々と報告されています。

プロアントシアニジンの発見の過程について、宮崎大学の副学長で農学部応用生物科学科植物機能科学領域教授の國武久登先生は次のように語ってくれました。

「宮崎県の風土病ともいわれる成人Ｔ細胞白血病（ＡＴＬ）やＣ型肝炎に効果のある成分を研究している過程で発見したのが、プロアントシアニジンです。しかも、含まれていたのは、ブルーベリーの果実ではなく、葉っぱでした。驚いたことに、その**抗ウイルス作用は、ほかの組織や器官の約10倍**ありました。

私は作物の品種改良が専門ですが、対象とするのは基本的に果実。葉っぱは完全に盲点でしたね」。

それまで世界のどこの国も食として扱っていなかったブルーベリーの葉の製品化には、食品としての安全性の証明、生産体制の整備などの課題が出てきましたが、その課題をクリアしていく過程で、今度はブルーベリーの茎にもプロアントシアニジンが含まれていることを発見します。

「ブルーベリーの葉っぱを摘んでいくと50センチくらいの茎が大量に残ります。当初は産業廃棄物として処理するしかなかったのですが、なんとか使い道はないだろうかと調べてみたら、プロアントシアニジンが入っていました。

葉と比較すると少ない量でしたが、**葉っぱとは異なる構造のプロアントシアニジンへの期待感がありましたね**」と、発見当時のことを國武先生は振り返ってくれました。

そして、**捨てるところがなくなったブルーベリー**への期待感を、國武先生は次のように語っています。

「目の健康を守るサプリに関しては、**葉や茎の成分も配合することで新たな効果を期待できる**と思います。

また、茎の成分の発見につながった廃棄物は、果実であれ、葉っぱであれ、茎であれ、成分を抽出するためにしぼった後は、やはり大量に残ります。この廃棄物を牛や豚のエサとして活用できないかと検討しているところです」。

ブルーベリーが目の健康を守る食品として注目されてから、すでに20年が経過しました。それでもまだ新たな発見が生まれて続けています。**自然の中には、目に限らず、私たちの健康のために役立つ成分がまだまだある**のだと思います。

第4章

目の病気が悪化しない人の予防法

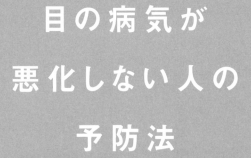

いざ「白内障」になったらどうする？

白内障は治せる病気

目の病気の多くは加齢が関係しています。その代表格ともいえるのが「白内障」ではないでしょうか。

厚生労働省のデータによると、50代で37〜54％、60代で66〜83％、70代で84〜97％、**80歳以上ではほぼ100％**の人が、白内障を発症するとされています。誰もが「いつかは白内障になるんだろう」と思っていますが、実際にその疑いが出てくると不安になりますし、どう対処するのがよいのか迷ってしまうこともあるでしょう。

でも、必要以上に怖がることはありません。

日本国内における失明原因の割合で見ると、白内障はわずか３％程度です（２００７年「日本における中途失明原因」厚労省）。**放置せずに、きちんと治療を受ければ治る病気ですから、安心してください。**

白内障は高齢になると発症するもの。そう受け止めて、発症した際に慌てないように、また間違った対応をしないように準備しておくことが大事です。

とはいえ気になるのは、「自分は白内障なのか？」とか「いつ眼科に行けばいいのか？」「手術はいつ受けたらいいのか？」といったことですよね。

それでは、まずは次のページのセルフチェックで、あなたの目の状態を確認してみましょう。チェックは片目ずつ行ってください。

【白内障セルフチェック①】

下の項目で該当するものにチェックを入れてください。

- □ 全体的にぼやけて見える
- □ ものが二重、三重に見える
- □ 視力が低下した
- □ 明るいところで異常にまぶしく感じる
- □ 薄暗いところで異常に見えにくい
- □ 老眼鏡が不要になった
- □ 青系の色が見えにくい
- □ ものの境界がはっきりしない
- □ 薄い赤色やピンク色で書いた文字が読めない

【白内障セルフチェック②】

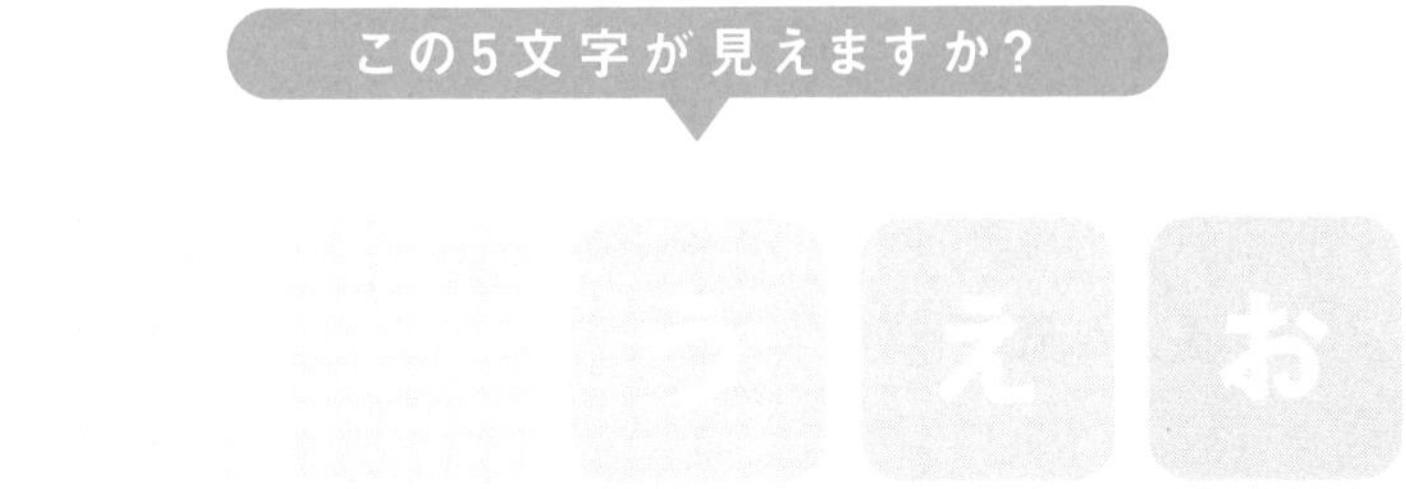

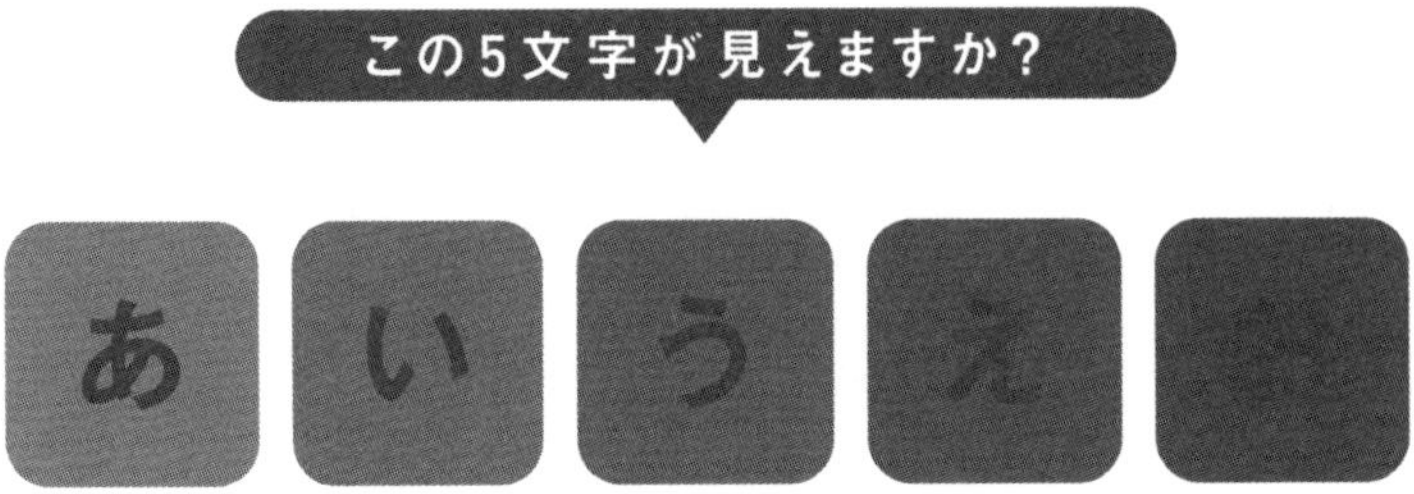

※このチェックは簡易的なものであり、医学的な診断を下すものではありません。

▼▼ そもそも白内障って何？

白内障は、カメラのレンズの役割をしている水晶体が、加齢とともに濁って視力が低下する病気です。加齢以外にも、糖尿病やアトピー性皮膚炎、外傷などによって起こることもあります。

水晶体の中の、核、皮質、水晶体嚢のうち、どの部分が濁るかによって症状は異なります。**加齢によるもので多いのは「皮質白内障」と「核白内障」の混合型**です。

皮質が濁ると、光を異常にまぶしく感じる、ものが二重三重に見えるなどの症状が現れます。核が濁ると、急に近視が進む、視界が暗く感じるというような症状が現れます。水晶体嚢の後ろ側（後嚢）が濁る「後嚢下白内障」の場合は、すりガラス越しのように視界がぼやける症状が現れ、濁りの割には視力が低下することが多いといわれています。

【水晶体の構造】

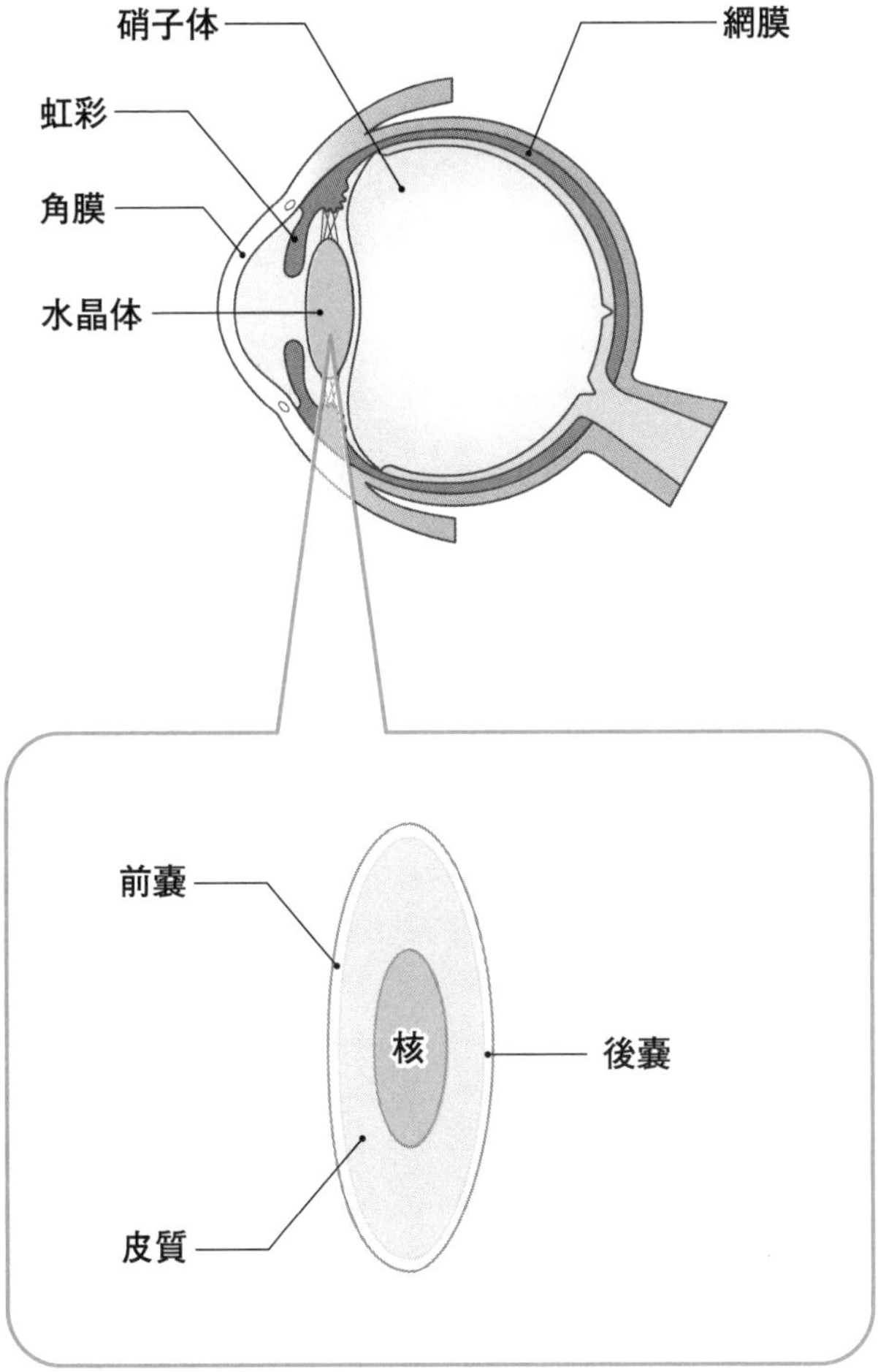

▼▼治療法は3種類

濁る場所や症状に違いはありますが、基本的な治療は同じで**点眼薬、手術**の2つです。では、これらの治療法はどう使い分けられるのでしょうか？

〈見え方にそれほど支障を感じていない人〉

初期の段階では、点眼薬で様子を見ます。ただし、それで水晶体の濁りがなくなることはありません。あくまでも進行を抑えるのが目的です。ほとんど自覚症状のない状態で進行を抑制できれば、手術が不要になるケースもあります。

〈見え方に大きく支障をきたすようになっている人〉

この場合は、手術になります。**手術は、水晶体嚢で包まれた濁った水晶体を超音波**

で砕いて取り除き、代わりに人工の眼内レンズを入れます。局所麻酔（目だけの麻酔）で行われる手術は、痛みを感じることはあまりなく、手術中も会話ができます。

白内障の手術は技術も器械も進歩し、いまでは安全に行われています。

【白内障の手術の流れ】

1

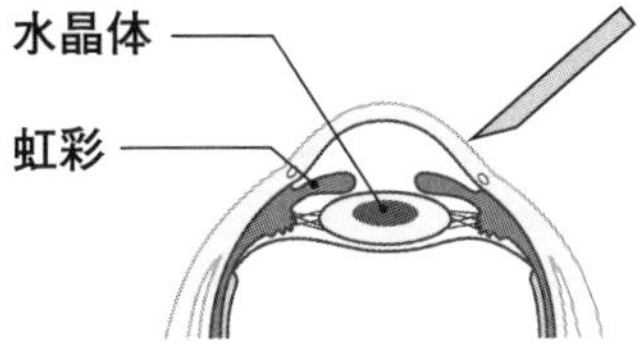

点眼などの麻酔をしたあと、眼球の角膜の近くを切開します。

2

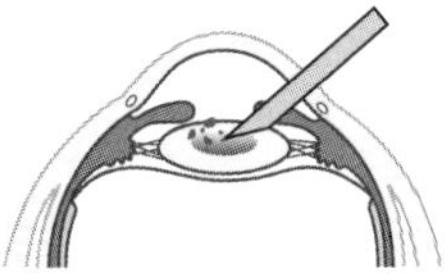

濁った水晶体の核と皮質を超音波で砕き、吸引してきれいにします。

3

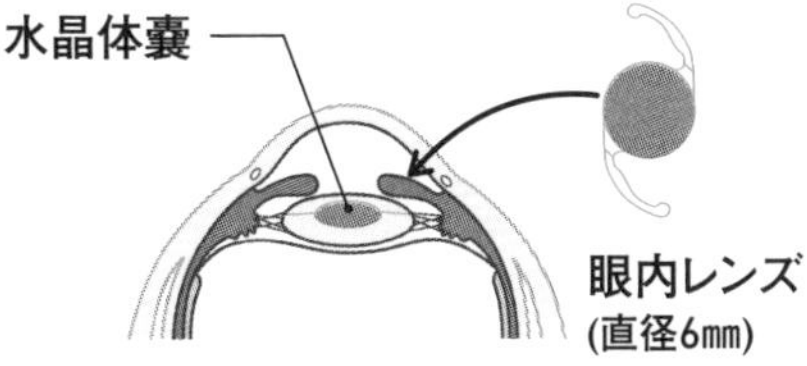

残した水晶体嚢のなかに、眼内レンズを挿入します。

▼▼ すぐに手術を受けたほうがいい？

「まだ焦る必要もないので、手術はせずに様子を見ましょう」

こんなふうに眼科医に言われても、本当にそれで大丈夫なのかな？　とモヤモヤしてしまう人は意外と多いようです。

白内障は合併症を発症しない限り失明にいたることはないので、焦ることはありません。前述したとおり、見え方に大きな支障が出ていたら手術を受けましょう。

ただ、支障が出ているかどうかの判断基準は、人によって様々です。明らかに見づらくなって日常生活に困る人もいれば、仕事や趣味の関係でより早い段階で「支障がある」と感じる人もいます。つまり、**あなたが「もっとよく見えるほうがいい」と感じるときが手術のタイミング**です。

また、手術でレンズを入れることで強度の近視や乱視が改善することもあるので、もともと見えにくさに困っている人は早めに手術を受けてもいいかもしれません。

ちなみに、80歳、90歳と高齢であっても手術は受けられますが、高齢になるほど転倒のリスクに備えることも大切です。筋力や運動能力が衰えていると、少しの見えにくさでも転倒してしまうかもしれません。まだ見えているから大丈夫と過信せずに、転ばぬ先の杖として手術を選択するのもよい対策です。

白内障が進行してしまうと、緑内障の原因になったり、手術自体が難しくなったりするリスクもあります。定期的に眼科医と相談して、むやみに進行させる前に手術をしておいたほうが安心でしょう。

白内障以外の目の病気がなければ、手術をすれば、見えやすくなる可能性が高いです。ただ、経過には個人差もあり、見え方が落ち着くまで術後ある程度時間が必要な方もいらっしゃいます。

特に術後1週間は、傷が残っているため、細菌が入ってこないように気をつける必要があります。そのため、外出時には必ず保護メガネを装用するようにしましょう。

多焦点レンズはメガネいらずになることも

手術で水晶体の代わりに入れる眼内レンズには、「単焦点レンズ」と「多焦点レンズ」の2種類があります。

多焦点レンズは手術後にメガネをかける必要がなくなる可能性があるため、とても便利です。多焦点レンズを入れた約7割の人が、メガネが不要になるといいます。ただし、いくつか注意点もあります。

ひとつは、レンズ代に関しては健康保険が適用されない（白内障手術自体は保険適用です）ため、手術費用が高くなります。

それから、眼内レンズに慣れるまでに時間がかかることがあります。

現在よく使用されているレンズは、手元が見やすくなるまでに時間がかかることが多いとされています。また、もともと近視の人はいままでと見え方が変わるため、慣れるまでは手術前より見えにくく感じることがあります。

単焦点レンズであっても、多焦点レンズであっても、白内障手術そのものは、リスクの小さい手術です。

しかも、**最近使われている眼内レンズは、少なくとも50年以上は劣化しない**といわれています。時間の経過とともにレンズを入れている水晶体嚢が濁ってくる後発白内障を生じ、視力低下を来すこともありますが、レーザー治療で治すことができます。

白内障は80代になるとほとんどの人が発症しますが、手術で治る病気でもあります。できるだけ手術を遅らせたいという人は、水晶体の濁りの原因といわれる酸化から目を守るために、外に出るときはサングラスをかけ、食事では抗酸化作用のある成分が含まれる食べ物を積極的に摂るようにしましょう。

発症者の9割が気づいていない「緑内障」

中途失明原因第1位の「緑内障」

加齢によって有病率が増える病気のひとつが、「緑内障」です。

緑内障は視神経に圧力がかかり障がいを起こす病気で、日本人の中途失明原因の第1位です。目の病気のなかでも最も怖い病気かもしれません。患者数の割合は年齢とともに増え、70歳以上になると10人に1人が発症するといわれます。

それでは、目の状態を片方ずつチェックしてみましょう。

【緑内障セルフチェック①】

下の項目で該当するものにチェックを入れてください。

- □ 視野の一部が見えなくなる
- □ 視野の上のほうがよく見えない
- □ 光のまわりに虹が見える
- □ 目がかすむ
- □ 視力が低下した
- □ 暗いと以前より、見えにくく感じる
- □ 運転中に信号を見落とすことがある
- □ 目を休めても症状が変わらない

【緑内障セルフチェック②】

新聞の株式欄を目から約30cm離し、片目ずつ、中央のマークをじっと見てみましょう。

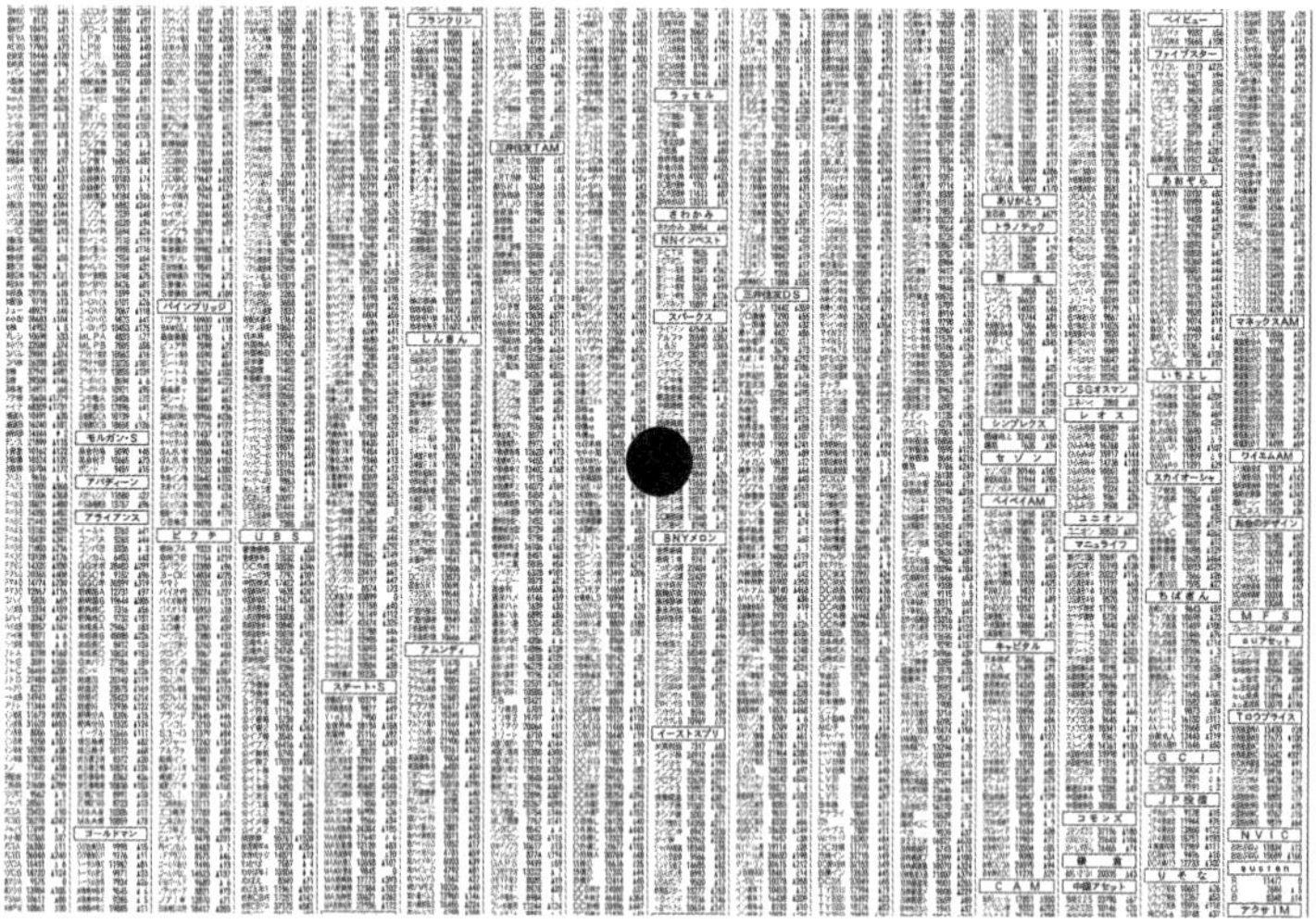

新聞の株式欄を準備し、中央にマジックで5㎜ぐらいの大きさの点を書きます。片方の目をふさぎ、塗りつぶした点をもう片方の目で見てください。

※このチェックは簡易的なものであり、医学的な診断を下すものではありません。

緑内障の発見が遅れる理由

セルフチェック①で1つでも該当する項目があったり、②で視野に欠けたところがあったり、一部分が暗く見えたりした人は、緑内障の可能性があります。「視野が欠ける」とよく言われますが、実際の患者さんは「なんとなく見えにくい」「その部分がぼやけて見える」といった症状の方が多いようです。

緑内障を理解するには、まず「眼圧」について知っておく必要があります。

目のなかは、房水といわれる水分が絶えず循環していて、角膜や水晶体に栄養や酸素を届け、老廃物を目の外に排出しています。水分が流れるためには何らかの圧力が必要で、房水が流れるための圧力を眼圧といいます。

眼圧の正常範囲は20㎜Hgまでとされ、21㎜Hgを超える状態を高眼圧症といい、それによって視神経がダメージを受けてしまった状態を緑内障といいます。

【緑内障のしくみ】

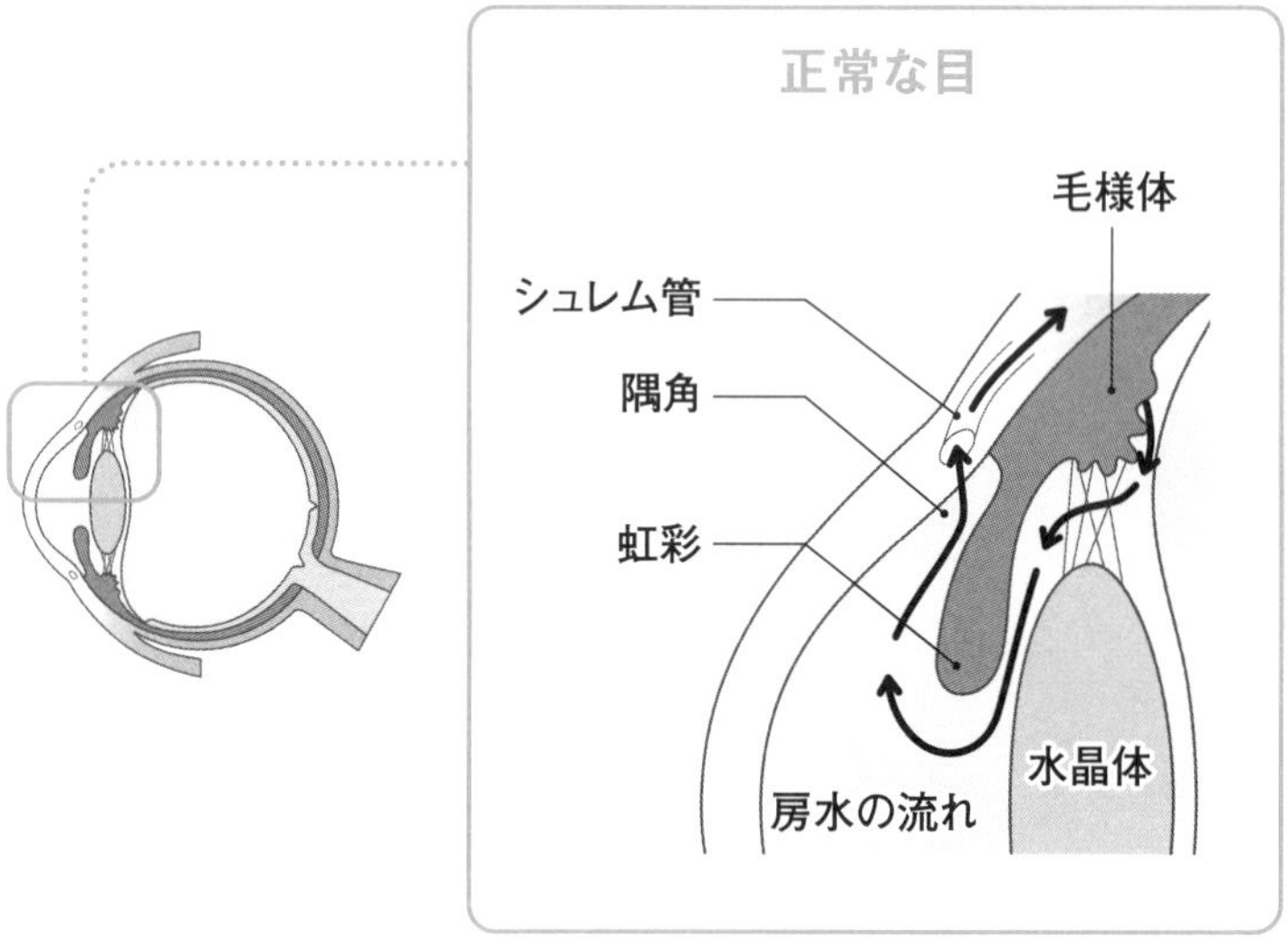
正常な目
毛様体
シュレム管
隅角
虹彩
水晶体
房水の流れ

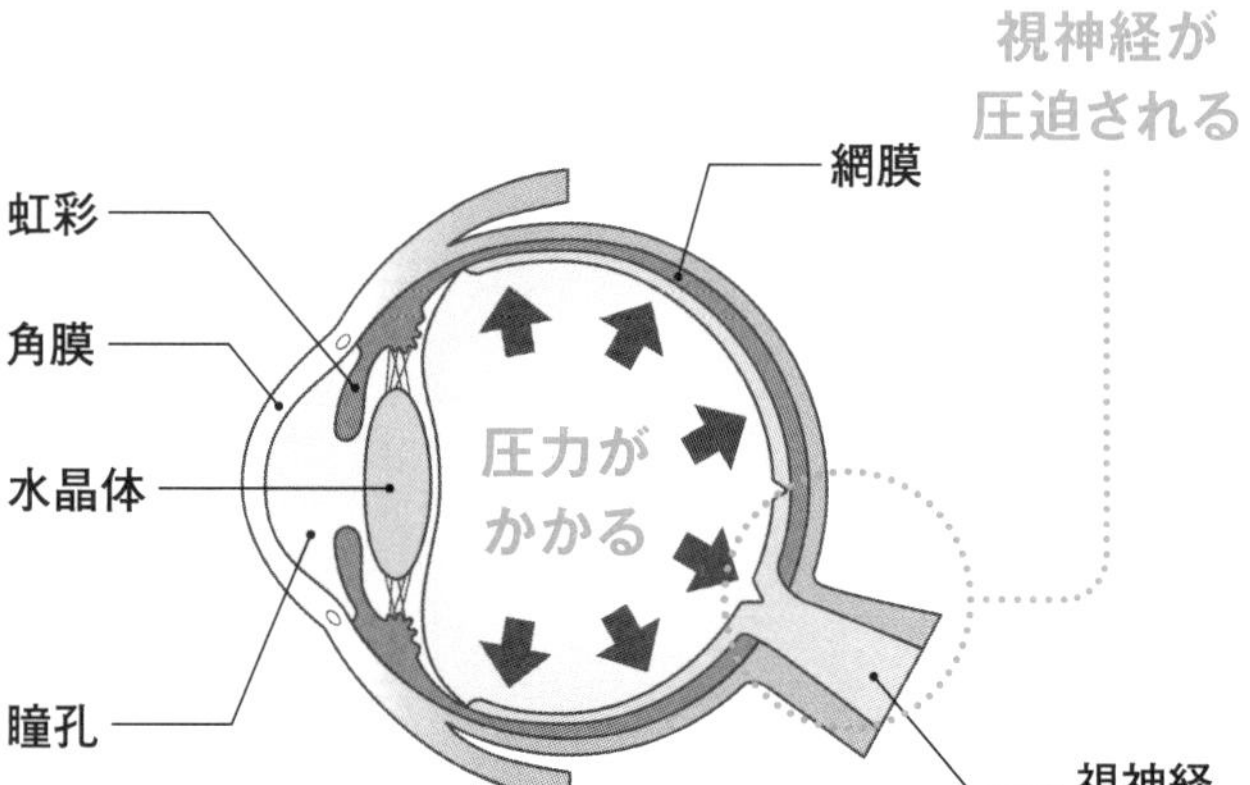
視神経が
圧迫される
網膜
虹彩
角膜
水晶体
瞳孔
圧力が
かかる
視神経

眼圧がそれほど高くないのに視神経がダメージを受けてしまうタイプの緑内障（正常眼圧緑内障）もあります。

実は**日本人に多いのは、正常眼圧緑内障**です。

これは、視神経が敏感で、ちょっとした刺激に対して反応してしまっているような状態と考えてください。眼圧には日内変動といって一日のうちでの眼圧の変化があります。眼圧が高くなくても、こういった変化が刺激となり、視神経がダメージを受けてしまうのです。

視神経にダメージを受けると、少しずつ視野が欠けてきます。しかし、その**進行は遅く、欠けている状態に目が慣れて、視野が欠けていっていることになかなか気づけません。**

緑内障の初期は鼻側階段《びそくかいだん》という視野の変化から始まることが典型的とされます。鼻側階段は、鼻側（右目であれば左側、左眼であれば右側）の上のほうで視野が欠けた状態になります。この部分の視野変化は、片目のみが欠けていても反対の目がカバーしてくれるため、自覚症状が出にくいのです。

また、鼻があるためもともと少し見えにくい部分でもあります。そういったことから緑内障初期変化で自覚症状が出にくいことになります。

それが、緑内障の発見が遅れる理由です。

進行を抑えるには眼圧を下げる

緑内障治療の第一選択として多いのは、点眼薬で眼圧を下げる治療です。

正常眼圧緑内障でも眼圧を下げる治療をするのは、眼圧を下げると緑内障の進行が遅くなることがわかっているからです。正常眼圧緑内障の場合、数回測定した平均眼圧を30%下げると、約80%の患者さんに進行を抑制する効果が現れるといいます。

現在、保険治療として使用できる緑内障治療薬はかなりの数に及び、先発品のみでも数十種類の点眼薬があり、それぞれにジェネリック医薬品があります。

点眼薬による治療で効果が出ない場合は、レーザー治療を検討することもあります。最近では、症例によっては初期治療としてレーザー治療を選択することもあります。

レーザー治療は２種類。房水の排出口にレーザーを当てて房水の流れをよくする「レーザー線維柱帯形成術」と、狭隅角症や閉塞隅角緑内障の発作予防として行う「レーザー虹彩切開術」があります。これは、虹彩に小さな穴を開けて房水の流れを良くするものです。

どちらも外来で簡単にできる治療法ですが、線維柱帯形成術は効果が出るまでに時間がかかったり、効果が長く続かなかったりすることがあります。虹彩切開術は、角膜が濁っていると手術がうまくいかないこともあります。

点眼薬、レーザー治療でも眼圧が下がらないときは、手術が検討されます。

緑内障手術は最近になって飛躍的に進歩し、比較的目にやさしい手術が可能となってきました。術後のトラブルが少ないため、よく行われるようになってきています。
ただし、現段階では、緑内障を完全に治せるまでにはいたっていません。

▼▼緑内障を遠ざける人がやっていること

緑内障から目を守るには、とにかく早期発見、早期治療です。

次に並べた項目は、緑内障になりやすい人の特徴です。1つでも該当する人は、60歳を超えたら、定期的に目の点検をするようにしましょう。

- **強い近視の人**
- **親や兄弟に緑内障の人がいる人**
- **ステロイドホルモン剤を使用している人**
- **目をケガしたことがある人**

■ **血流が悪く体が冷えやすい人**

■ **低血圧の人**

緑内障は、まだ原因がはっきりと解明されていないため、これをすると予防できるといえるものはありません。しかし、眼圧を上げない工夫をすることで進行を抑えられます。

眼圧は、目と心臓の位置関係で変化し、目の位置が低くなるほど高くなります。座っているより仰向けになって寝ているほうが高く、おじきをしているときはさらに高く、逆立ちしているときはもっと高くなるということです。

そのため、**長時間うつむいたままの仕事や、長時間のスマホや読書も眼圧を上げる**可能性があります。心配しないでください。姿勢を戻すと眼圧は元に戻ります。

また、**眼球を強く押したり、首が強く締まるような洋服を着たり、ネクタイを強く締めたりしても眼圧が上がる**といわれます。緑内障を遠ざけるために、できることから始めてみることにしましょう。

発症すると長い付き合いになる「加齢黄斑変性」

ものがゆがんで見える「加齢黄斑変性」

病名に加齢という言葉が入っているように、「加齢黄斑変性」は、主に加齢が原因で起こる病気のひとつです。**目の網膜の中心部にある黄斑部が老化によって変性し、視力が低下するほか、ものがゆがんで見えたり、ぼやけて見えたり、暗く見えたりといった症状が起こります。**

それでは、目の状態を片方ずつチェックしてみましょう。

【加齢黄斑変性セルフチェック①】

下の項目で該当するものにチェックを入れてください。

- □ ものがゆがんで見える
- □ 視野の中央がよく見えない
- □ 視野が暗くなる
- □ ものがぼやける
- □ 視力が低下した
- □ ものが小さく見える
- □ 色が以前と違った色に見える ことがある

【加齢黄斑変性セルフチェック②】

目線と平行にして30〜40センチ離し、片目で真ん中の点を見つめてください。どのように見えますか?

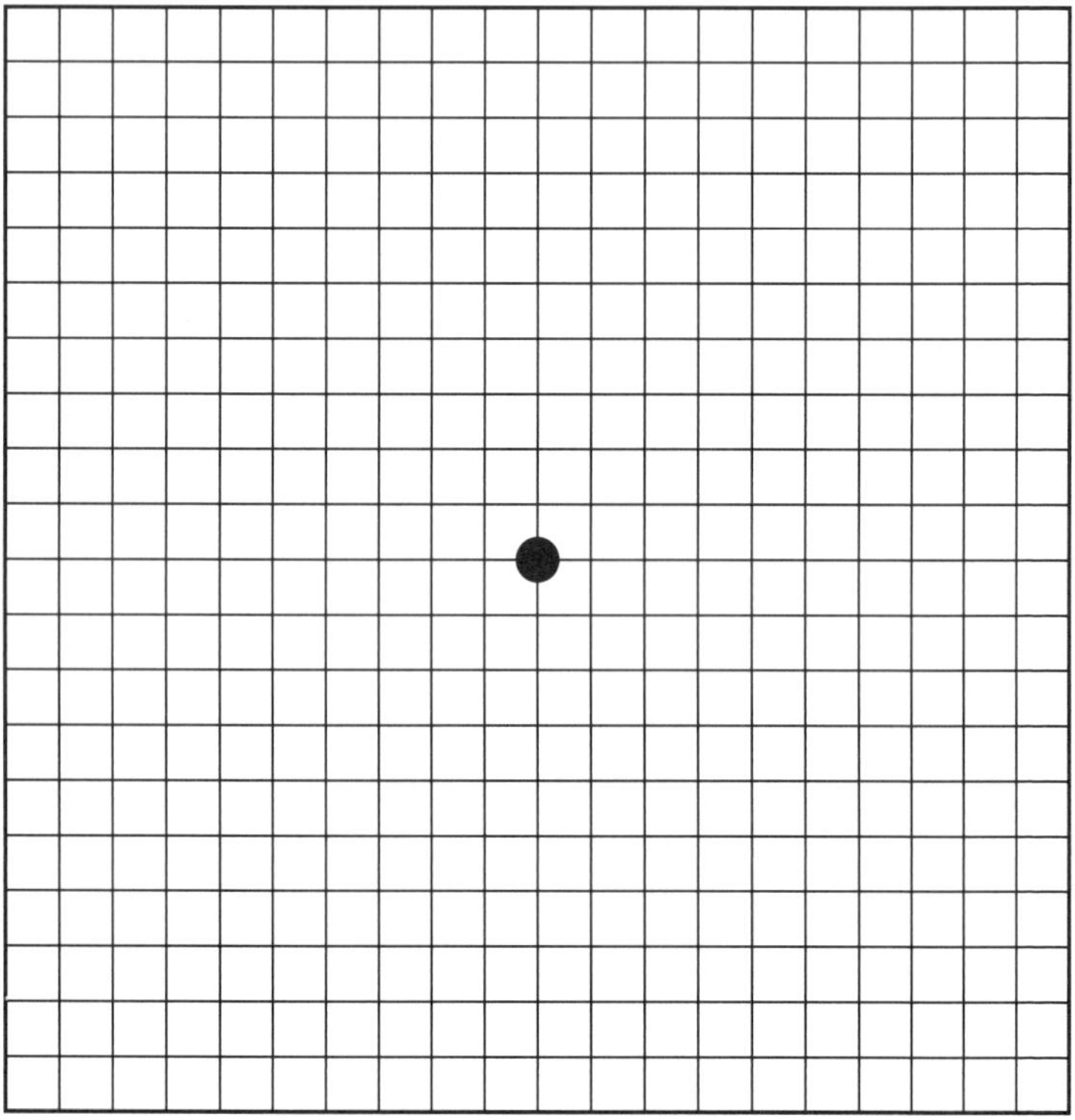

※このチェックは簡易的なものであり、医学的な診断を下すものではありません。

▼▼ 日本人と欧米人ではタイプが異なる

セルフチェック①で1つでも該当する項目があったり、②で左のように見えたりした人は、加齢黄斑変性や黄斑前膜などの黄斑部の病気が考えられます。異常の見つかった方は必ず眼科受診し、眼底検査を受けて下さい。

こんなふうに
見えませんでしたか?

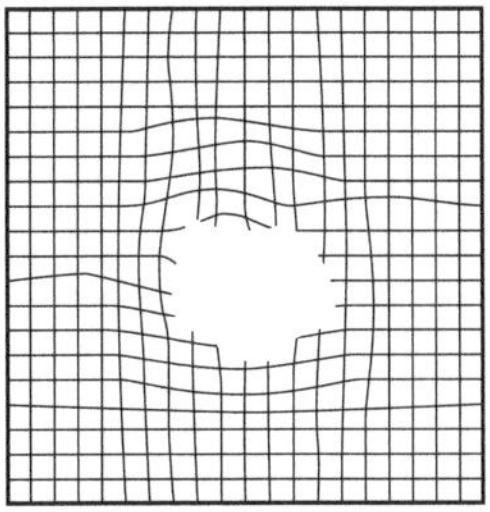

欠けて見える

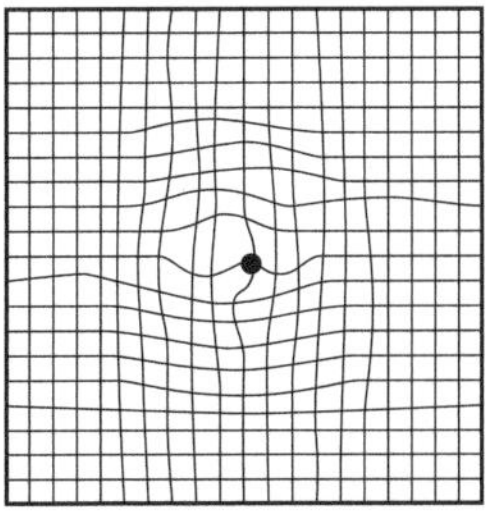

歪んで見える

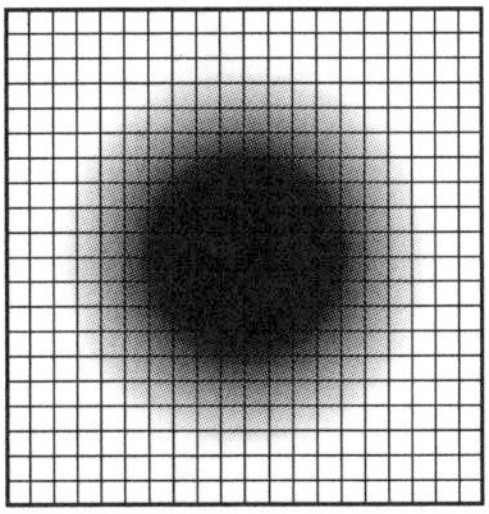

薄暗く見える

網膜のなかで視力を司る黄斑部は、細かなものを識別したり、色を見分けたりする働きをしています。特に重要な部分が、黄斑部の中心にある「中心窩」。**加齢による変性が中心窩まで及ぶと、日常生活に支障をきたすほど視力が低下してしまいます。**

加齢黄斑変性は50歳以上の男性に多く発症し、加齢とともに増加します。日本での中途失明の原因の第1位は緑内障ですが、欧米では加齢黄斑変性です。**黄斑部の変性が進行すると、視野の中心部が暗くなってよく見えなくなり、色を見分けるのも困難になります。**

加齢黄斑変性には、通常では起こらない血管（新生血管といいます）が伸びてきて悪さをする「滲出型」と、網膜色素上皮細胞やその周辺の組織が縮むことで悪さをする「萎縮型」があります。

日本人に多いのは、滲出型タイプです。

【加齢黄斑変性のしくみ】

正常な状態

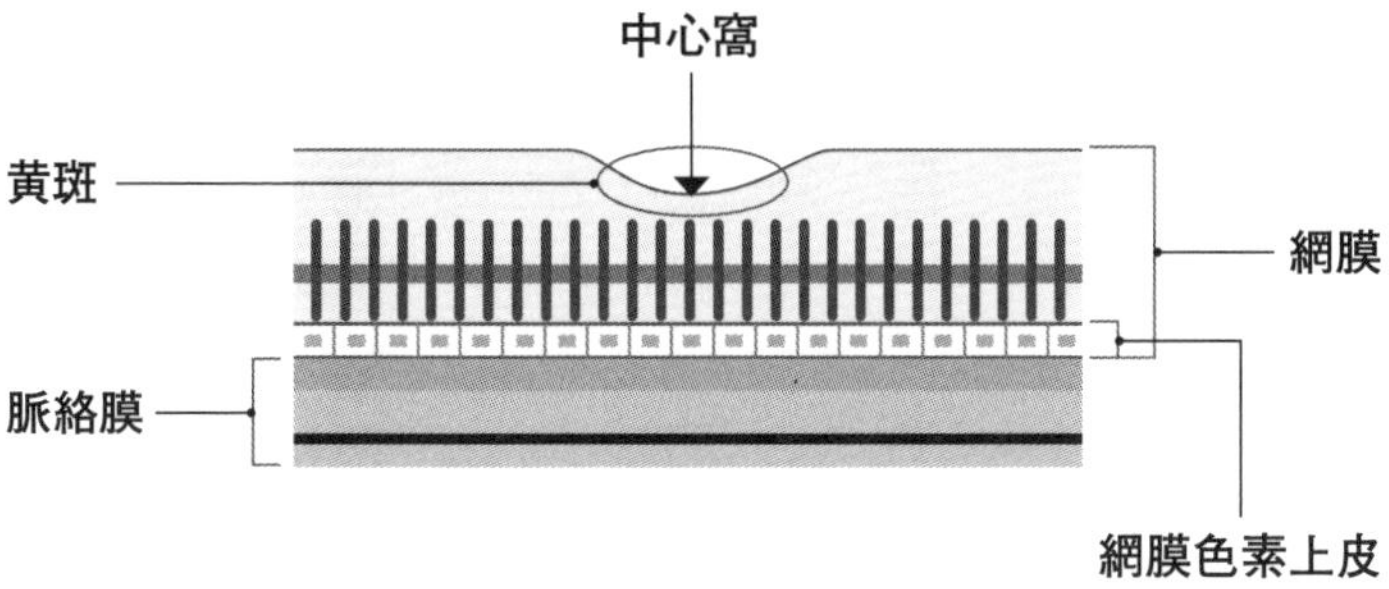

滲出型加齢黄斑変性

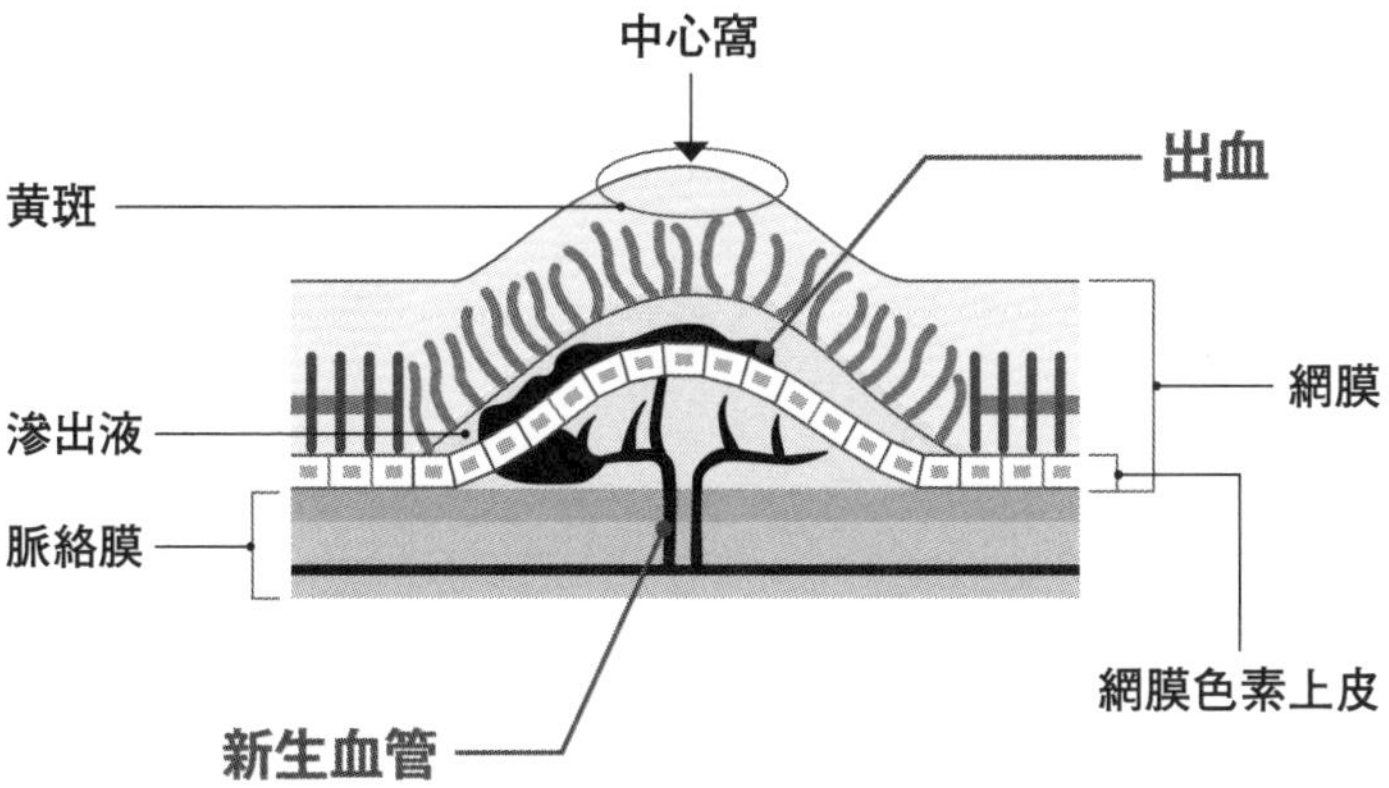

滲出型タイプの治療の第一選択は、「抗VEGF療法」になります。

新生血管の発達に関係しているVEGFという物質の働きを抑える薬を、眼球に直接注射する方法です。

眼球に注射と聞くとちょっと怖いイメージがありますが、注射は1分ほどで終了し、入院の必要もありません。

最近は、さまざまな種類の抗VEGF薬が開発され、保険適応にもなっています。

ただし、加齢黄斑変性には再発のリスクがつきまとうのも事実です。定期的な治療が必要となる場合が多いことを忘れないでください。

加齢黄斑変性に加齢が深くかかわっていることはわかっていますが、そのほかにもさまざまな危険因子があるといわれます。

例えば、**血縁者に加齢黄斑変性の人がいる、野菜不足の偏った食事をしている、不規則な生活をしている、紫外線を浴びる、タバコを吸うなどに該当する人は加齢黄斑変性になりやすい人**といえます。

逆に、遺伝的な要因以外の危険因子を改めると、リスクを遠ざけられる可能性があるということです。

また、**抗酸化作用のある栄養素を摂ることも、加齢黄斑変性の予防や進行を遅らせるのに有効**とされています。特に、水晶体や黄斑部に存在する成分である**ルテインやゼアキサンチン**は、光刺激から網膜を守るといわれています。

早期発見すれば視力も見え方も回復する「網膜剥離」

▼網膜がはがれて光を感じられなくなる「網膜剥離」

「網膜剥離」とは、**眼球の内側にある網膜がはがれて視力が低下する病気**です。

下の部分の網膜がはがれると上方の視野が悪くなり、上の部分の網膜がはがれると下方の視野が悪くなります。眼内の加齢変化などによって突然生じることが多く、治療には手術が必要となります。

それでは、目の状態を片方ずつチェックしてみましょう。

【網膜剥離セルフチェック】

下の項目で該当するものにチェックを入れてください。

- □ 視野が欠けて見える
- □ 急激に視力が低下した
- □ ものがゆがんで見える
- □ 視野にゴミのようなものが見える
- □ チカチカと光が点滅することがある

▼加齢による網膜剥離は その前段階で見つけるのがポイント

網膜剥離というと、ボクサーの引退理由を思い浮かべる人もいると思います。「眼球が直接ダメージを受けて発症するものだから、私が網膜剥離になることはない」。そう思っている人も多いかもしれませんね。

しかし、**網膜剥離は、加齢とともに起こる眼球内の変化が原因になることが多く、誰でも発症する可能性のある身近な病気**なのです。

セルフチェックで1つでも該当する項目があった人も網膜剥離の可能性があります。

眼球内の変化とは、硝子体の変化です。

眼球の形を保っているゲル状の物質である硝子体は、加齢とともに前に向かって収縮し、もともとくっついていた網膜からはがれます。この状態を、「**後部硝子体剥離**」

といいます。

通常は何事もなく後部硝子体剥離が進行しますが、くっつきが強かったり、網膜が弱かったりすると、網膜が裂けたり、穴が開いたりすることがあります。これが「網膜裂孔」。そして、そこから水分が回り込んで網膜がはがれ、網膜剥離を発症することになります。

治療方法は、網膜剥離なら「強膜バックリング手術」か「硝子体手術」、網膜裂孔なら「レーザー治療」になります。レーザー治療は10分程度で、入院の必要もありません。網膜剥離の手術は、1〜2週間の入院が必要なことが多いです。最近は、日帰り手術を行う施設もあります。

大切なのは、ほかの目の病気と同じように早期発見。

網膜裂孔の段階で発見できれば、比較的簡単な治療で網膜剥離を食い止められる可能性があります。

【網膜剥離が起きるしくみ】

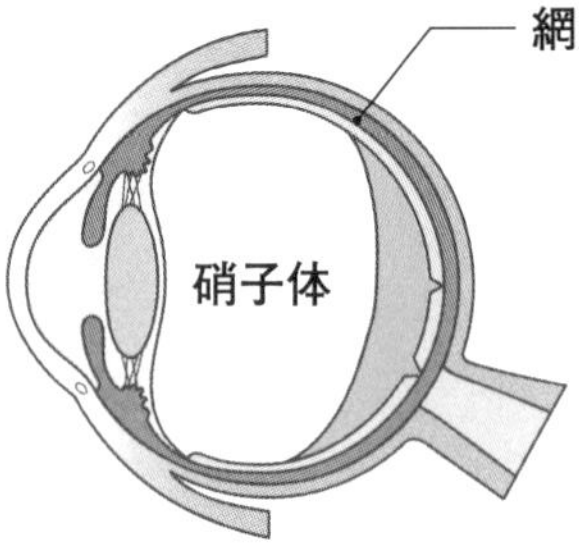

後部硝子体剥離

硝子体が加齢とともに前に向かって収縮し、もともとくっついていた網膜からはがれます。

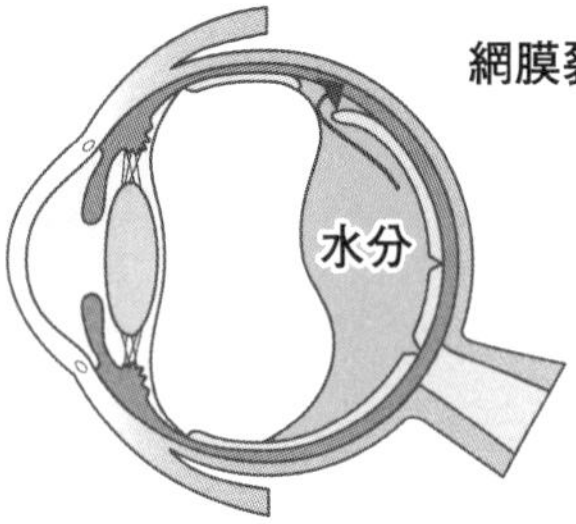

網膜裂孔

くっつきが強かったり、網膜が弱かったりすると、網膜が裂けたり、穴が開いたりすることがあります。

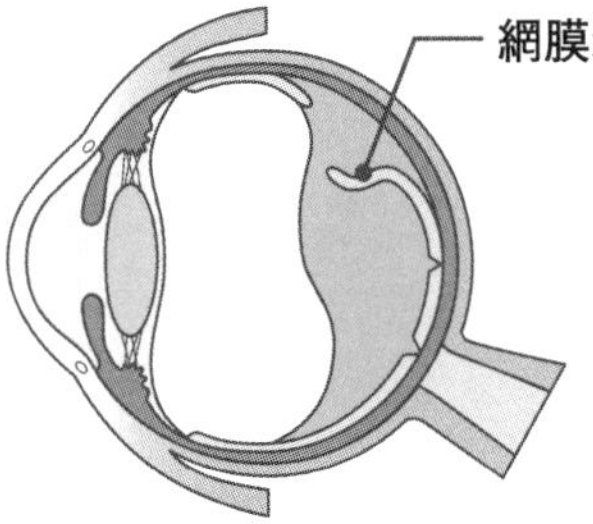

網膜剥離

穴から水分が回り込んで網膜がはがれると網膜剥離を発症します。

そのために覚えておきたいのが「**飛蚊症**」と「**光視症**」です。

飛蚊症は、明るいところでものを見たときに蚊のような小さな虫が飛んでいたり、糸くずや黒いゴミが上下左右に動いているように見えたりします。加齢とともに硝子体が濁り、目に光が入ってきたときに網膜上に影を落とすことで症状が現れるといいます。

光視症は、暗い部屋にいるときに、視野の端に光が走ったり、点滅して見えたりします。これは、網膜が引っ張られて刺激されて起こる現象といわれます。

飛蚊症も光視症も、それ自体は心配ありませんが、網膜裂孔のサインのときもあります。いつもと違うような症状がでてきたときは、すぐに眼科で眼底検査を受けるようにしましょう。

特に強い近視の人は注意してください。硝子体の変化は、近視が強いと、若い人でも起こりやすく、また網膜自体も薄いため刺激に弱いことが多いです。そういう人は、ふだんと違う飛蚊症や光視症の症状が現れたら、すぐに眼科で検査を受けましょう。

患者数2000万人を超える「ドライアイ」

▼コロナ過で急増した「ドライアイ」

「ドライアイ」は目の表面が乾燥して、目に痛みを感じたり、疲れやすくなったりする病気です。目が老化すると涙腺の機能が低下し、涙が出にくくなるため、年をとるほど発症リスクが高くなるといわれています。特に、ここ数年は自宅で過ごす時間が多くなり、目を酷使してドライアイになる人が増えています。

それでは、目の状態を片方ずつチェックしてみましょう。

【ドライアイセルフチェック】

下の項目で該当するものにチェックを入れてください。

- □ 目がよく乾く
- □ 目がゴロゴロする
- □ 光を見るとまぶしい
- □ ものがかすんで見える
- □ 目が疲れやすい
- □ 目が赤くなりやすい
- □ なんとなく目に不快感がある
- □ 目がかゆい
- □ 涙が出にくい
- □ 理由もなく涙が出る
- □ 目がしょぼしょぼしてかすむ
- □ 目を開けているのがつらい
- □ 長時間のパソコン作業がつらい
- □ 10秒間まばたきをしないでがまんできない

▼ 涙には目の健康を守る大切な役割がある

ドライアイは、日本で約800万〜2200万人の患者さんがいるといいます。そして、幅広い年齢層で発症する病気ですが、**病院を受診する人の半数近くは50代以上**といわれています。

セルフチェックで1つでも該当する項目があった人は、もしかするとその一人になるかもしれません。

加齢とともにドライアイになる原因のひとつは、**涙の量**です。**50代以上の涙の量は、20代のときと比べると4割も減少する**ともいわれます。

目の表面を覆っている涙には、目の乾燥を防ぐ、目に酸素や栄養を供給する、汚れや細菌を洗い流すなどの役割があります。加齢によって涙をつくる涙腺の分泌機能が低下し、涙の量が減ると、こうした役割をうまく果たせなくなります。

さらに、涙をためておく結膜が加齢などでたるんだりすると、涙をためることができなくなり、目の中にとどまる涙の量が減ってしまいます。

もうひとつの原因は、**涙の質**です。

涙は、その役割を果たすために、涙がすぐに蒸発しないように、「ムチン層（粘液層）」「水層」「油層」の3層構造になっています。

しかし、**加齢とともにムチンや油の量が減るため、涙が蒸発しやすくなる**のです。

特に女性は、女性ホルモンが減少するとムチンの分泌量が減るといわれています。

ドライアイの治療の基本は、点眼薬で潤いを補ってあげることです。

点眼薬の基本成分は、涙に近い成分の人工涙液と、涙を目の表面に留めるためのヒアルロン酸。水分を保持したり増やしたりする製剤が開発され、治療効果を上げています。点眼薬で改善しない場合は、涙の排出口である涙点に栓をして流出を抑制する「涙点プラグ」を用いることもあります。

【ドライアイが起きるしくみ】

正常な目

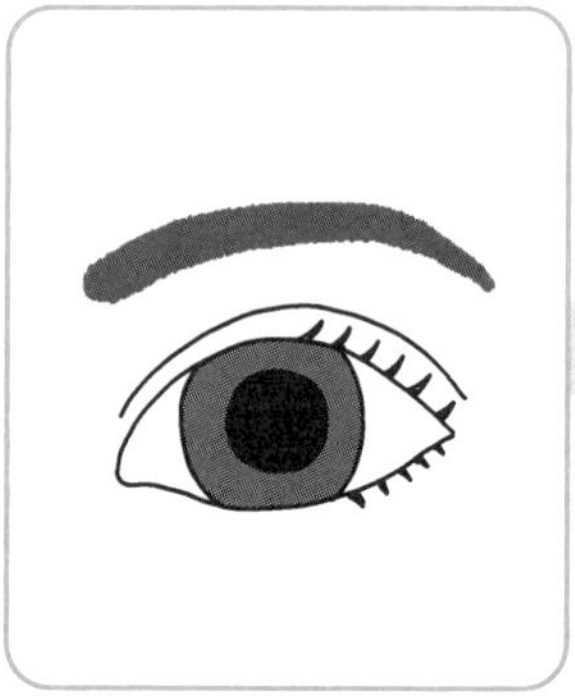

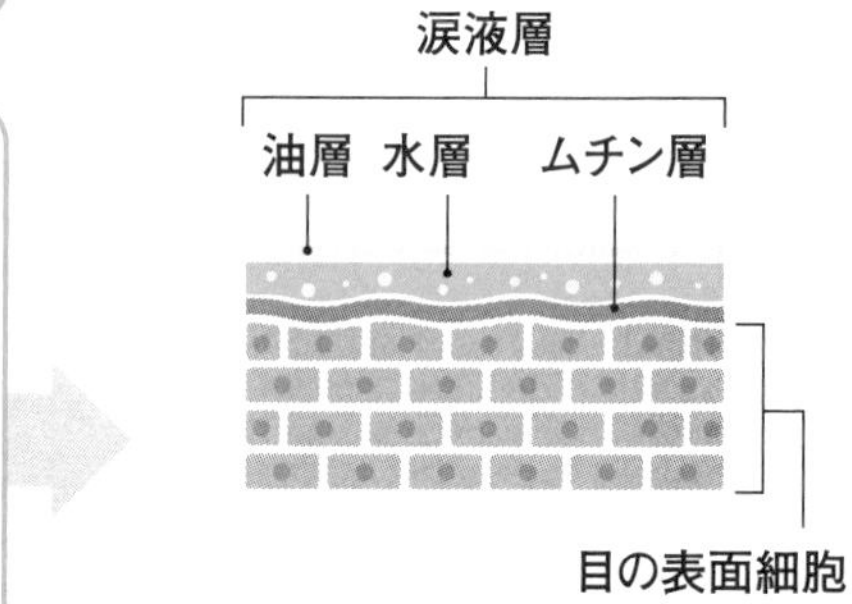

正常な目は、目の表面が涙液層にしっかり保護されています

ドライアイ

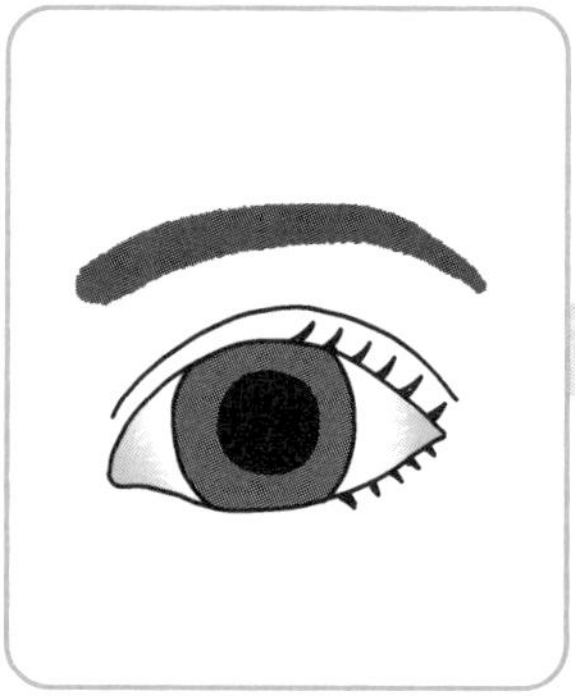

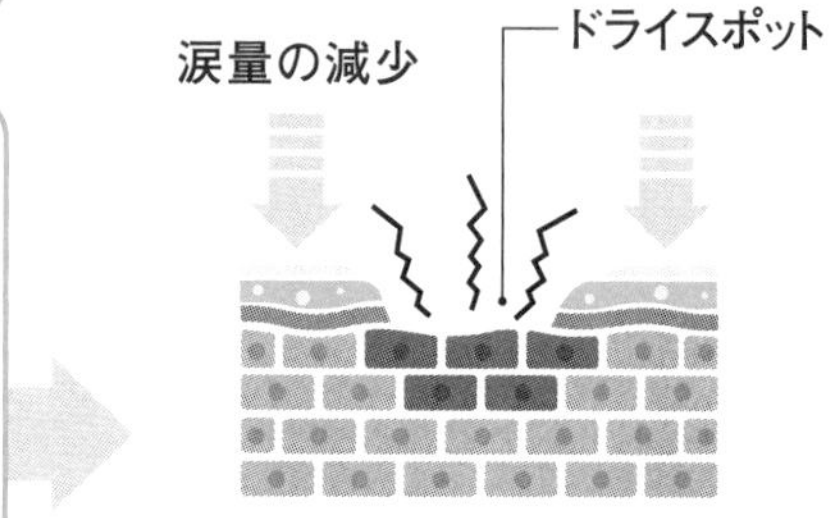

涙の量が減少し、涙液層に薄い部分（ドライスポット）ができると、目の表面が傷つきやすくなります。

また、ドライアイの新しい治療法として、涙の質を改善するIPL治療が注目されています。まぶたにある、涙の中の油分を補っている部分にレーザーを当て、涙の質を改善する治療です。

副作用はなく、点眼薬が不要になる症例も出てきていますが、保険適応ではないため3〜6万円くらいの費用がかかるといいます（※医療機関によって異なります）。

ドライアイで失明することはほとんどないといえますが、**「ドライアイくらい」と油断していると、角膜や結膜を傷つけ、感染症や角膜炎・結膜炎を発症する可能性があります。**

点眼剤で目に水分を補充してあげるとともに、乾燥を防いで涙が蒸発しないように心がけましょう。具体的には、スマホやタブレットを長時間使用しない、目が疲れたら休める、118ページで紹介した「蒸しタオル」で目を温めてあげるのも効果的です。特に乾燥しやすい冬の時期は注意してください。

太ると目の病気になりやすい？
肥満と眼病の意外な関係

糖尿病の約4割が網膜症を発症する⁉

目の健康を守るために、気をつけたいのが肥満です。

肥満は、糖尿病、脂質異常症、高血圧などの生活習慣病の入り口です。そして、肥満から糖尿病を発症すると、失明のリスクが高い、とても怖い目の病気を引き起こすことがあります。その病気とは、**糖尿病網膜症**です。

糖尿病にかかって数年以上たつと発症する可能性があります。厚生労働省のデータによると、**糖尿病のある人のうち約４割の人に網膜症が起こっている**といわれています。そして、糖尿病網膜症で失明する人は、年間３０００人以上いるといいます。

糖尿病とは、血糖値が高い状態が続く病気です。いまや国民病ともいわれ、厚生労働省の２０１６年のデータによると、糖尿病が強く疑われる人は約１０００万人もいるといいます。糖尿病の可能性を否定できない人も含めると、約２０００万人。国民の６人に１人の割合になります。

糖尿病が網膜症という合併症を引き起こすのは、血糖値が高い状態が続くことで網膜の細い血管がもろくなったり、詰まりやすくなったりするからです。

糖尿病になると、微小血管障がいといって、全身の小さな血管がダメージを受けていきます。当然目は小さい組織ですから、網膜を流れる血管も障がいされます。網膜の血管が障がいされると、小さい出血をおこすようになります。

また、血管の障がいによって血流が悪くなると、新生血管という血管が生えてくるようになります。この新生血管が問題で、大出血を起こして見えなくなってしまったり、複数の新生血管が手をつなぐように膜を作ったりすると網膜剥離を引き起こしてしまいます。

糖尿病網膜症が怖いのは、症状が出た時点では重症化しているということです。

糖尿病は初期段階では自覚症状が少ないため、視力低下を起こすこともありません。

【糖尿病網膜症とは？】

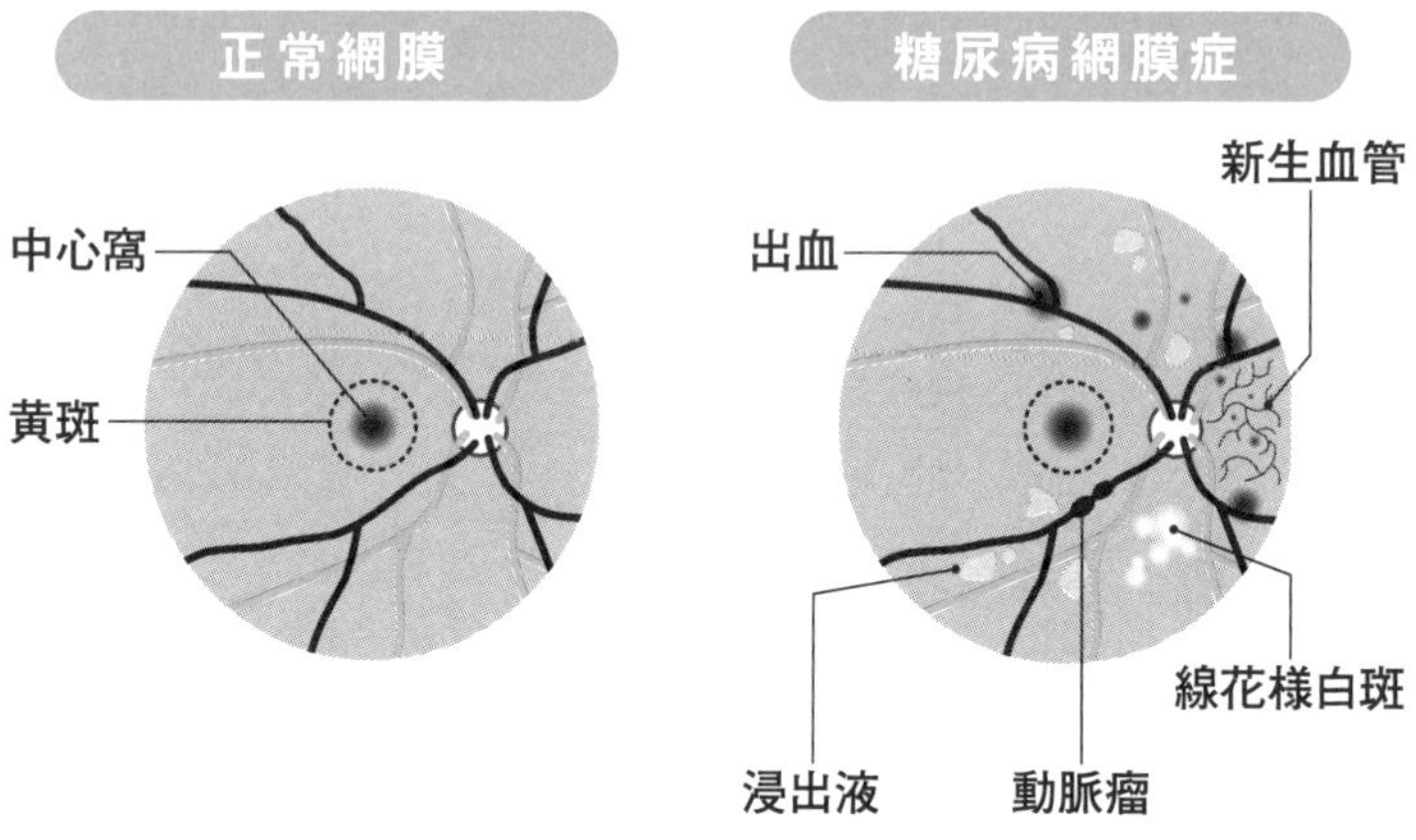

糖尿病が進行すると、網膜の細い血管がもろくなったり、詰まりやすくなったりして、眼球内に出血や網膜剥離を引き起こすことがあります。

糖尿病網膜症は、発症してから治療するのはとても難しい病気です。予防するには、健康診断で血糖値が基準値より高かったり、糖尿病を指摘されたりしたら、症状がなくても定期的に眼科を受診することです。

そして、**なにより血糖値をコントロールすること**です。

特に気をつけたいのが、食後高血糖です。血糖値が激しく上下動すると血管に負担がかかり、血管を傷めることにつながります。

原因は、糖質の高い食べ物を摂ることです。糖質の高い食べ物とは、白米や食パン、麺類など炭水化物といわれる日本人の主食、そして砂糖です。できるだけ控えめにして、血管に負担をかけないようにしましょう。

食後高血糖を抑える食事を続けていると、糖尿病が改善されるだけでなく、体も少しずつスリムになっていくはずです。

なにより、あなたの健康寿命を延ばすことになります。

目の病気を遠ざけるには定期健診がいちばん

早期発見には定期的な眼科健診

目の病気はさまざまなものがありますが、**医療技術の進歩で白内障をはじめ多くの病気が治る病気になってきています。**

ただし、網膜裂孔、網膜剥離、黄斑上膜などは手術によって病気自体を治すことはできますが、病気によって傷んでしまっていた部分は全く元通りとはいきません。

ここまで白内障や緑内障などの主な目の病気について解説してきたように、目の病気もまた、他の病気と同じように、**肝心なのは早期に発見し、早期に治療を始めることです。それが、１００歳までよく見える目を維持する最善策です。**

そのためには、定期的に眼科健診を受けるようにし、また、気になることがあれば、すぐに眼科を受診し、自分の目の状態を把握するようにしましょう。

定期的な眼科健診をすすめるのは、目の病気の場合、初期段階では自覚症状がない場合も多いからです。見え方に気になるところがなければ、「今年はいいか」「まだいいか」となりがちです。病気が見つかったときは末期状態ということもあるのが目の病気です。くれぐれも手遅れにならないようにしてください。

▼眼底検査で他の病気が見つかることも

眼科検診で、目以外の病気の発見につながることもあります。

眼科でも、他の業種と同じように、ＤＸ（デジタルトランスフォーメーション）がものすごいスピードで進んでいます。眼科領域では、さまざまな画像を用いて診断を行いますが、そういったものにもＡＩ技術を応用できるようになってきました。

例えば、**眼底写真を撮ってＡＩ分析にかけると、緑内障の可能性が何％、黄斑上膜の可能性が何％……と、目の病気のリスクが数値化**されます。その精度は年々向上していて、**ベテランの眼科医以上のレベル**にまで到達しているといわれます。

まだ臨床の現場では使われていませんが、２０２３年1月に、眼底画像から個人の年齢を推定するＡＩが開発され、公開されました。ＡＩの判断と実際の年齢の差は、平均で2・39歳だったといいます。年齢と同時に、その患者さんの全身状態（性別、喫煙状況、血糖の状態など）も判断できるということです。

眼底を見ると認知症や血管の病気のリスクがわかるとの報告は以前からありますが、それほど**遠くない未来、眼科健診で眼底の写真を撮っただけで、目の病気の有無だけでなく、全身の状態もわかるようになるかもしれません。**

正しい眼科の選び方

遠くの大病院より、近くのクリニックが正解のワケ

目の病気を予防するには、また適切な処理をするには、すすんで眼科へ行くことです。それでは、どんな眼科を選ぶといいのでしょうか？

目の健康を守るには、信頼できる、安心してまかせられる眼科がいい。

そういう基準で判断すると選びがちなのが、大きな病院、もしくはメディアで評判になっている病院です。たしかに検査環境も手術環境も充実しているのは事実です。

腕のいい眼科医がいる可能性も高いと思います。しかし、そうした病院は自宅から遠い、予約が取りづらい、待ち時間が長いなどのデメリットもあります。

目の健康を守るには、定期的に目の状態を確認することであり、少しでも気になるところがあればすぐに相談することです。それが早期発見、早期治療につながります。

医療技術や機械の進歩によって、白内障や緑内障などの主な目の病気の治療は、大きな病院でも小規模なクリニックでも、それほど大きな差はありません。白内障にいたっては、同レベルの治療が受けられます。

目の健康を守るために必要なのは、目の状態をこまめに確認できる環境です。

そういう視点に立つと、**自分の目にとっていい眼科とは、近くのクリニック**という結論になります。近くなら、気になることがあればすぐに相談へ行けます。よく訪れる患者さんなら、眼科医も親身になって相談にのってくれるでしょう。小さな異変に気づいてくれる確率も高くなるはずです。**長くお世話になる眼科医だからこそ、自宅の近くで探す。**そのほうが、あなたの目の健康を維持することにつながるはずです。

目のこと
コラム3

角膜移植で約2万人が見えるようになる

角膜の疾患による視覚障がいを持つ方は、現在、日本国内で約2万人と推定されています。しかし、全国に54カ所あるアイバンクから手術に提供される角膜数は、2020年は1000眼程度です。必要としている方に対して、はるかに少ない状況です。

ドナーが圧倒的に足りていないのは、角膜移植への理解がまだまだ足りていないのだと思います。

そこで私たちは、「一人でも多くの方が角膜移植を受け、視力を取り戻せるように」との想いから、2008年9月からアイバンクへの登録や献眼などを啓発する活動のひとつとして、アイバンクミュージカルに特別協賛を継続しています。

2008年から2018年までの11年間は『パパからもらった宝もの』、2019年からは『小さな貴婦人』。アイバンクのことをわかりやすく伝えるミュージカルは、東京、京都、大阪、神戸、仙台、埼玉、名古屋、そして2023年には北海道札幌にて初上演され、累計約1万4855人に来場いただいています。

また、チケット代金はすべて寄付されています。

私たちが啓発活動に取り組んできたこの15年の間にも医療は進歩し、視力を取り戻せるという希望が増えてきたことが何よりの喜びです。

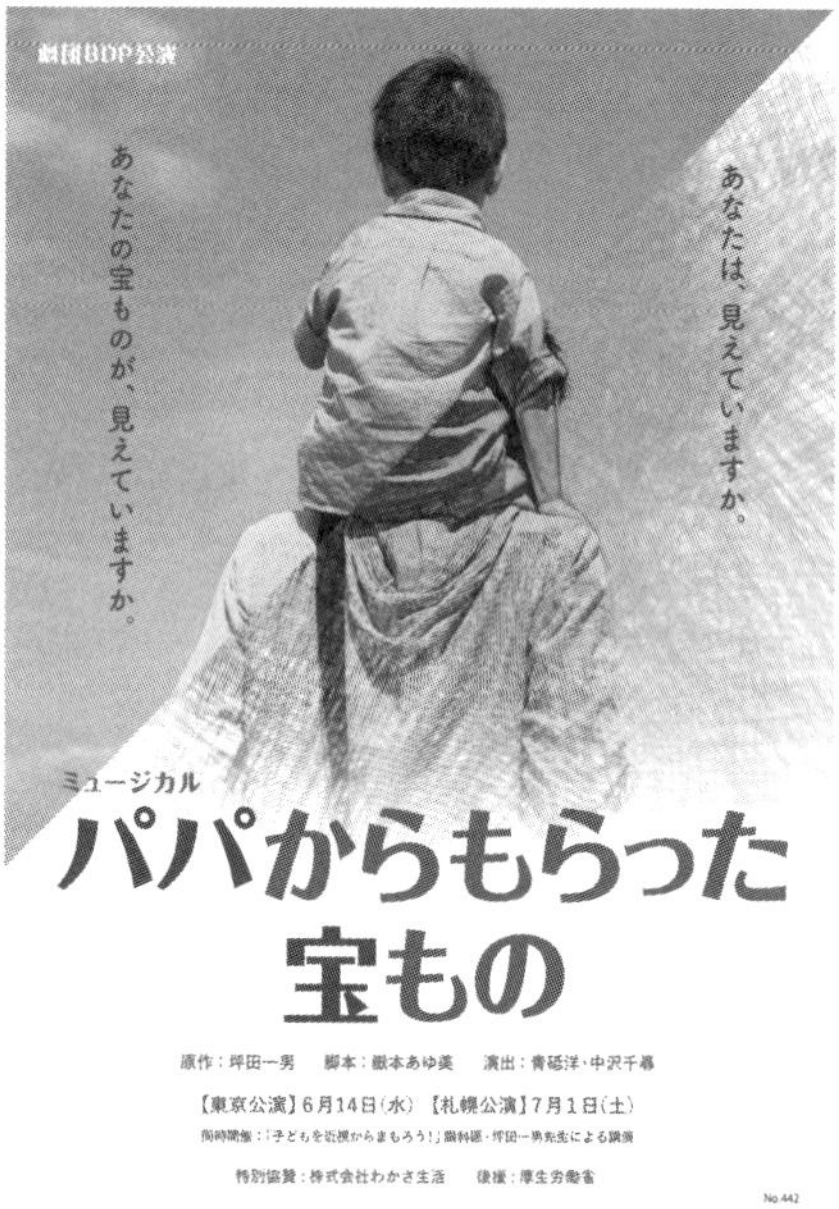
劇団BDP公演
あなたは、見えていますか。
あなたの宝ものが、見えていますか。
ミュージカル
パパからもらった宝もの
原作：坪田一男
【東京公演】6月14日(水) 【札幌公演】7月1日(土)
特別協賛：株式会社わかさ生活　後援：厚生労働省
No.442
『パパからもらった宝もの』

第 5 章

人の目を支える
最新テクノロジー

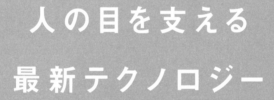

日本人の約80人に1人はロービジョン

ロービジョン人口は約145万人

ここまでは、100歳まで目の健康を維持するために大切なことについて述べてきました。

しかし、**どれほど目のケアを心がけていても、極端に視力が低下したり、視力を失ったりする可能性は誰にでもあります。**また、先天性の病気や、事故などによるケガは避けることができません。

厚生労働省のデータ（２０１６年）によると、日本における視覚障がい者の人口は約31・2万人といいます。しかし、これは身体障がい者手帳を所持している人の数で、視力が低下したり、視野が狭くなったり、色を見分けられなくなったりしたことで日常生活に支障をきたしている人は、このほかにもたくさんいらっしゃいます。

日本眼科医会は２００７年に、**視覚障がい者の人口約１６４万人、内訳はロービジョン者１４４万９０００人、失明者は18万８０００人**という推定値を公開しています。

ロービジョンは、日本学術会議臨床医学委員会感覚器分科会（２００９）によると、「成長・発達あるいは日常生活・社会生活に何らかの支障をきたす視機能または視覚」と定義されています。メガネやコンタクトレンズなどで矯正しても日常生活に不自由さを感じている人たちが、みなさんのまわりにもきっといるはずです。

私自身も子どもの頃のケガが原因で視野の一部を失ったこともあり、そうした方々をサポートできないかと、日々情報を集めています。目の社会課題を解決するために研究開発を行う大学や企業はたくさんありますから、可能な限りお会いして、お役に立てることがあれば協力してきました。

ロービジョンとされる方々は人口でいえばマイノリティです。そのためか、ロービジョンの暮らしを支えるテクノロジーがいろいろと出てきているにもかかわらず、なかなか情報が広く行き渡りません。

だからこそ私は、**必要な情報が、必要な人に届くように、積極的に発信をしていきたい**と思っています。直接この本が届かなかったとしても、あなたのまわりや、そのさらに知り合いの人たちに伝わっていくこともあると信じたいのです。

もちろん、中にはオートフォーカスのメガネや、スマートコンタクトレンズなど、ロービジョンではない人にとってもワクワクするものもあります。

そこでこの章では、目のことに関する大学や企業の最新の取り組みや、実用化が進められているテクノロジーを紹介していきます。

東北大学が研究する目を守る４つの課題とは？

東北地方から始まる「目みがき」の文化

ロービジョンの方々を支える取り組みとして最初に紹介するのは、国立研究開発法人科学技術振興機構（ＪＳＴ）の「共創の場形成支援プログラム（ＣＯＩ－ＮＥＸＴ）」に採択された、東北大学のプロジェクトです。

ＣＯＩ－ＮＥＸＴとは、大学等が中心となって未来のあるべき社会の実現に向けた研究開発を推し進めるとともに、持続的に成果を創出する自立した産学官共創拠点の形成を目指すプログラムです。私たちも参加させていただいています。

東北大学ＣＯＩ－ＮＥＸＴのプロジェクト名は、『『みえる』からはじまる、人のつながりと自己実現を支えるエンパワーメント社会共創拠点（共創分野・本格型）』。

テーマは、「みえる」です。

視覚障がいの方の目が見えるようになる、健常な方の将来の疾患リスクが見える、いまの状態が見える、行動変容に必要なことが見える、これらに関する４つのプロジェクトが進行しています。

①「できない」を「できる」にする支援の仕組み開発

目に障がいを持つ人たちが健常者と一緒に安全に遊んだり、運動したりできるように支援するＡＩロボット、欠けている視野を補ってくれる、色を調整してくれるなど問題がある目の機能を補完するメガネや機器の開発などが進められています。

②目から全身の健康に挑む未来型健診と早期予防介入の仕組み開発

目を調べることで、現在の目の健康状態だけでなく、5年後、10年後の脳や心臓の病気のリスクを予測するような技術の開発、自分の体の状態を簡単に確認できる健康診断システムの開発などが進められています。

③誰も後悔させない視機能維持の仕組み開発

目の病気は初期の段階では自分で気づけないことがあります。特に失明につながるリスクの高い緑内障は気づけない病気の代表です。

また、大人になってから目の病気のリスクを上げる子どもの近視も、早く見つけて進行を止めるのが肝心です。

「早く気づけばよかった」と後悔しないように、ふだんの生活の中で気軽にチェックできる環境づくりが進められています。

④意欲を最大化する行動変容の仕組み開発

楽しく遊んでいると目の機能が高まるトレーニング、目のことが気になったときに迷うことなく有資格者に相談できる対話システムなど、すぐに行動に移せる環境づくりが進められています。

東北大学ＣＯＩ－ＮＥＸＴは、目の健康を守ることがウェルビーイングな社会の実現につながるとして、目の健康への意識を高めるイベントも次々に開催しています。

２０２３年３月には、「『見える』が変わると『世界』が変わる　カラダとココロのおもしろ体験イベント２ｄａｙｓ」、６月には、日本眼科医会の発案で制定された「こどもの目の日」（６月10日）に講演会を開催しました。また、８月にも「みやぎ元気まつり２０２３」に出展するなど、啓発活動を続けています。

東北大学ＣＯＩ－ＮＥＸＴへの思いを、プロジェクトリーダーである東北大学大学院医学系研究科・医学部眼科学分野の中澤徹教授は、次のように語っています。

「私たちが描く未来の社会は、誰もが人生のどのステージでも、共に暮らし、働き、遊べることで、主体的に生き生きと暮らせる社会です。

そうした社会の実現のために、産官学が連携することで、いままで以上に、私たちの研究成果をダイレクトに、しかもスピーディに社会に還元していけるようになるのではないかと考えています。

そして、私たちがこの拠点から広げていきたいのが、目みがきの文化です。ある調査によると、ひとつだけ感覚を残すとしたらどの感覚を残しますか？　という質問に対し、約9割の方が視覚と答えたそうです。目は、それだけみんなが大切に思っている感覚器だということです。

しかし、その割には目のケアに対する意識は高いとはいえませんし、目を守ったり、目の機能を補ったりするツールも十分とはいえません。

歯みがきは、子どもの頃から身につける歯の健康を守る習慣です。その習慣が根づいたことで、私たちは80歳まで20本の歯を維持することに成功しました。目にもそんな文化がつくれるといいなと思っています。

目を大事にすることによって、こんなに人生が豊かになるということを、この東北からどんどん伝えていきたいと考えています」。

続々と開発されているロービジョンツール

高性能小型AIカメラが目になる

東北大学COI－NEXTの言葉を借りるなら、ロービジョンの方々の「できない」を「できる」にするテクノロジーも進化を続けています。

ロービジョンの方々の「みえる」をサポートするツールとして、よく知られているのは、**拡大鏡（ルーペ）、単眼鏡、遮光メガネ**ではないでしょうか。

ルーペは、新聞や本、値札などの文字情報を凸レンズで拡大して見やすくするツールです。メガネタイプ、手持ちタイプ、卓上タイプなど、形もレンズの倍率もさまざまな種類があります。

3倍くらいまで拡大する低倍率タイプは、対象物との距離が遠くても焦点が合わせやすく、両目で見ることができる便利なルーペです。

単眼鏡は、片目で使うタイプの小さな望遠鏡です。駅で時刻表を見たり、学校の黒板、オフィスのホワイトボードなどを見たりするときに便利です。

遮光メガネは、サングラスの項目で紹介したように、**まぶしさを抑えながらも暗くなりにくいメガネ**です。さまざまな色のレンズがあり、信号機の色の区別、階段の段差などを確認したうえで、自分の目に合ったタイプを選ぶことができます。

また、まぶしさをより抑えられるサイドレンズが付いたタイプや、ふだん使っているメガネの上から装着できるタイプもあります。

スマホやタブレットなどのデジタルデバイスは子どもの近視が増えている原因とい

われる一方、**ロービジョンをサポートする新しいツールとして期待**されています。

持ち運びできること、カメラの解像度が高いこと、画面の拡大縮小がしやすいことなどから、どんなに小さな文字でも、遠くの文字でもかんたんに拡大して見ることができます。また、明るさの設定や白黒の反転もかんたんです。

スマホやタブレットなら、オーディオブックなどのサービスを活用すると、本を音声として聴くことができます。

高性能小型カメラで視覚機能をサポートするデバイスも続々登場しています。

例えば、「**ＨＯＹＡ　ＭＷ10　ＨｉＫＡＲＩ**」（ViXion）は、暗いところへ行くと著しく視力が落ちる夜盲の方のために開発された、**カメラと一体型の暗所視支援メガネ**です。

高感度カメラがわずかな光を増幅させて被写体をとらえ、その映像をディスプレイに投影することで、暗いところでも明るくカラーで見ることができます。

「オーカムマイアイ２」（オーカムテクノロジーズ）は、カメラをメガネに装着するタイプです。読みたいものを指差すだけで、新聞、本、レストランのメニュー、標識、スマホの画面などの文字を、耳元のスピーカーから音声で聞くことができます。

事前に登録しておくと、人の顔や商品のバーコードを認識したり、色や紙幣などを識別したりすることも可能です。

小型カメラの映像を網膜に直接投影することで「見える」を実現したのが、「レティッサ」シリーズ（ＱＤレーザ）です。ＱＤレーザは、世界最先端の半導体レーザー技術を持つ、日本のベンチャー企業です。

網膜の機能が一部でも残っている方なら、「レティッサ」でその一部を活用して見ることができるといいます。

ただし、目の機能的に網膜までプロジェクターの光が届かない方や、網膜、視神経が機能を失っている方の場合は、残念ながら視覚の改善は期待できないことになります。

▼▼ 目にかかるダメージをとことん軽減する

目のことで悩まれている方は、見えるようになることも大切ですが、いまの状態から悪くならないようにすることもすごく重要です。そのため、目にかかるダメージをできる限り軽減するツールも、次々に開発されています。

例えば、**光のダメージから目を守るメガネ**です。

有害光線といわれる紫外線、近赤外線などは、必要以上に浴びるとロービジョンの方も、そうでない方も目の機能を低下させる原因になります。

第3章で紹介した遮光メガネも光のダメージから目を守ってくれるメガネのひとつですが、有害光線を効率よくカットするメガネも開発されています。

また、網膜を酸化ストレスから守るルテインという成分の劣化を招くＨＥＶという光をカットするメガネも登場しています。

緑内障や白内障、加齢黄斑変性など加齢とともに発症率が急上昇する目の病気の原因のひとつは、酸化ストレスです。この**酸化ストレスから目を守るために注目されているのが、水素ガス**です。

水素ガスは、体内に蓄積し老化や癌の原因となる悪玉活性酸素（ヒドロキシラジカル）を水に転換します。感染したウイルス、バクテリアなどを潰す善玉活性酸素には影響がなく、悪玉だけを選択的に排除し副作用がないことも特徴です。

水素ガス吸入療法・点滴療法を導入している高輪クリニックグループ（東京都ほか）では、プロアスリートをはじめ多くの利用者がその効果を実感されています。

目の場合は、現段階では、専用のチューブを使って鼻から酸素とともに水素ガスを吸入する方法と、専用のゴーグルを着用して、眼球から直接水素ガスを吸入する方法があります。

未来のメガネは、「オートフォーカス」

レンズ全体の度数が変わる液晶レンズの新技術

未来のメガネの開発も、さまざまな会社で進められています。各社に共通するテーマは、「オートフォーカス」。

視力がわずかでも残ってさえいれば、遠くを見ても、近くを見ても、自動的にピントが合うメガネ。ロービジョンの方々の生活をガラリと変えるだけでなく、老眼の方の日常にもなっている、メガネをシーンに合わせて使い分けるといったこともなくなります。

最初に紹介するのは、ふだん使っているメガネと同じように使えるオートフォーカスメガネをめざしている、**「エルシオグラス」**（エルシオ）です。

エルシオグラスの特徴は、**遠近両用メガネのようにレンズの場所によって度数が変わるのではなく、見たいものに合わせてレンズ自体の度数を切り替えられる**ことです。

それを可能にするのが、**「フレネル液晶レンズ」**の技術です。

液晶レンズは、ある条件で電圧を加えると度数を変えられることはわかっていましたが、メガネに実装するには課題がありました。

それは、レンズの大きさです。

また、ふつうのレンズもそうですが、強い度数を得ようとすると、レンズはどうしても分厚くなります。そうなると、電圧が行き届かなくなり、うまく度数を切り替えることができません。

レンズを薄いまま、大きくする。

この課題をクリアするために、取り入れたのがフレネルレンズの設計でした。フレネルレンズとは、懐中電灯や灯台などに使われているレンズで、レンズの表面をのこぎり状に加工して厚みを減らしたレンズです。要するに、レンズを薄いまま大口径化する技術です。

この2つの技術をかけ合わせたのが、フレネル液晶レンズ。レンズの表面をのこぎり状にすることなく、液晶レンズに電圧をかけて、フレネル型の光の波面を形成することで、従来の液晶レンズと同等の厚さで2倍以上のレンズの大きさを実現しました。

【エルシオグラス】

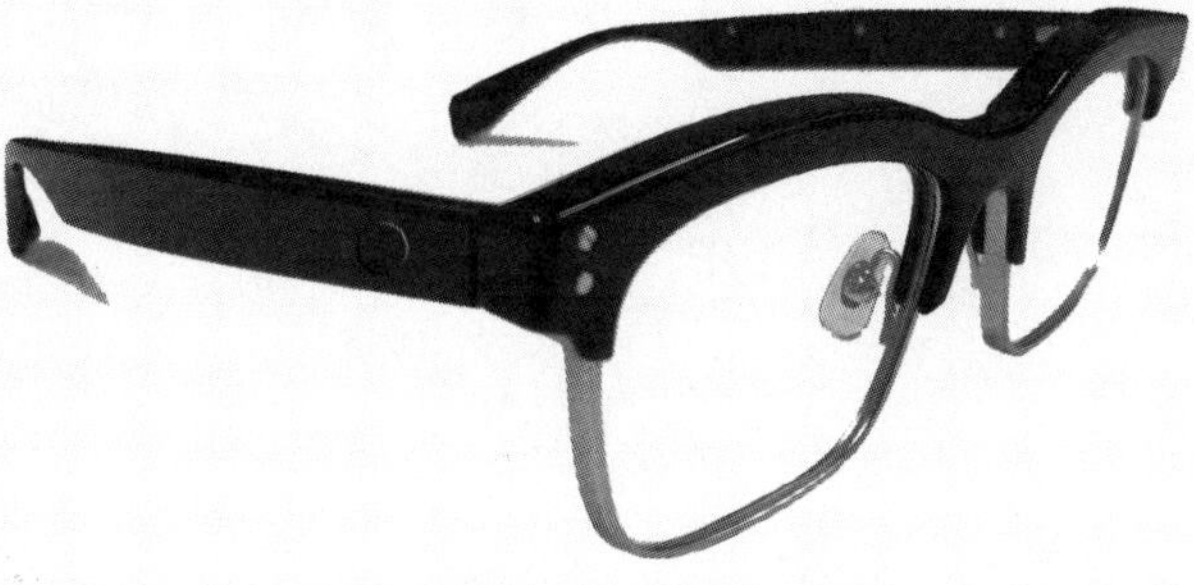

フレネル液晶レンズのメガネへの応用に関してアメリカと日本で特許を取得している、株式会社エルシオ代表取締役社長の李《り》蕣《じゅん》里《り》さんは、今後の予定を次のように語っています。

「ユーザーテストできるプロトタイプのエルシオグラスが完成し、現在は、体験者の声を集めているところです。製品化まであと少しですね。２０２４年の年末をめどにクラウドファンディングをスタートできたらいいなと考えています」。

プロトタイプのエルシオグラスは、遠中近の3段階の度数をフレーム上にあるスイッチで手動で切り替えるタイプです。もちろん将来的には、オートフォーカスメガネをめざすことになります。

▼▼ 未来のメガネは人の目の健康を守る

オートフォーカスメガネの開発に向けた課題を、李さんは次のように語っています。

「**課題は3つ**あります。**1つは、電池の容量**です。

プロトタイプは3段階の度数を自分で切り替えますが、将来的には目の動きに合わせて焦点を合わせていくメガネになります。リアルタイムでセンシングを続けるとなると、システムの内容にもよりますがかなりの容量が必要でしょう。

2つ目は、センシングの精度です。

目の何のデータをとるかというところと関係しますが、精度を求めれば求めるほど電池の容量に影響しますし、デバイスも重くなる可能性があります。実用的なメガネとしての着地点はどこなのか、要検討ですね。

3つ目は、オートフォーカスの使い方の研究です。

レンズの度数が変わる応答速度と人の目の動きに、どれくらい差異があって、どう合わせていくと自然になるのか。また、日常的に人はどういう目の使い方をしているのか。さらに、当社のメガネを長時間つけてもらったときに疲れが蓄積しすぎないか。

そういったことを研究する必要があります」。

オートフォーカスメガネの完成までにはもう少し時間がかかりそうですが、個々の目の動きに最適化されたメガネが完成すると、**目の健康を守るという意味からも大きな役割を果たす可能性が**あります。

まず、近視、老眼などは、エルシオグラスを早めに使い始めることで進行をゆるやかにする可能性があります。ピントを最適な状態で合わせるために目に負担をかけることがなくなるからです。近視なら進行を止めることもできるかもしれません。

子どもの頃の近視の進行は、大人になってから失明につながってしまうこともあるような目の病気を発症するリスクを高めるだけに、目の健康を守るうえで大きな意味があります。

また、目を動かしているときは常に目をセンシングしている状態になるため、メガネが目の異変を察知してくれるようになります。自覚症状がないまま進行するといわれる緑内障の発見も可能になるかもしれません。

目の病気だけでなく、目の病気と関連性がある糖尿病や高血圧などの生活習慣病、認知症などの早期発見につながることも考えられます。

いろいろな可能性を秘めたエルシオグラスへの思いを、李さんは、次のように語っています。

「大阪大学で液晶レンズの研究を続けていた私が、エルシオの創業を決意したのは、目のことで悩まれている人たちの声を直に聞く機会をいただき、私たちの技術をメガネとして役立てたいという強い使命感が生まれたからでした。

中には、「ぜひ、そのプロダクトをつくってほしい」と小児弱視のお子さんを持つお母さんから涙ながらに訴えられたこともありました。

見たいものがもっと見えるように、見えなかったものが見えるようになると、人生はきっと豊かになると思います。そして、たくさんの人たちが目から健康になってくれたらうれしいですね」。

▼▼ 距離センサーでピントを調整するメガネ

次に紹介するのは、メディアで取り上げられて話題になった**「ViXion01」**(ViXion)です。

ViXion01の開発思想は、身体機能の拡張。つまり、あなたの目が頑張って行っているピント調整を、代わりにやってくれる機器ということです。

具体的には、ViXion01に搭載されている**距離センサーが、見ている物との距離を計測し、それに合わせてレンズのふくらみを変えることでピントを自動調整**します。

これなら、あなたの目の水晶体や毛様体筋が頑張らなくてもピントが合って、ものがくっきりと見えます。

私も実際に使ってみましたが、手元の作業がしやすく、目も疲れにくいし、そのまま遠くを見てもピントが合うのはとても楽でした。メガネの進化版というよりは、まったく新しいアイウェアという印象です。

ViXion01は２０２３年6月から9月にかけてクラウドファンディングを使って販売され、開始10分で目標の支援金額を突破しました。それだけ、ロービジョンや老眼の方などの広いニーズがあったということでしょう。

ただし、ViXion01の開発と販売を行うViXion（ヴィクシオン）株式会社の代表取締役CEOである南部誠一郎さんによると、まだまだ進化の余地はあるそうです。

「もっと完成度を高めてから市場に出す選択肢もありましたが、私たちは一刻も早く使っていただくことを選びました。

大きな理由は、いまViXion01を必要とされる方々がいたことです。

完成度を高めれば、より広く使っていただけるかもしれませんが、それを待っていると、その間、いま困っている方々の課題は放置されたままになってしまいます。

もともと、ViXion01のプロジェクトは、盲学校の方々の弱視の課題を解決するために始めたものです。手元の教科書を見たり、遠くの黒板を見たりするのが、ロービジョンの方々には本当に大変なのです。そんな方々に試作品を使ってもらったらすごく喜んでくれて、それなら1日でも早く使ってもらいたい、というのが私たちの結論になりました。そこでまずは、強いニーズがある方にお届けしようということでクラウドファンディングを行うことにしたのです。

今後、ViXion01に搭載されている技術は、ロービジョンの方々だけでなく、一般の方々にも使っていただける可能性があります。クラウドファンディングをやってみた結果、**50代男性が圧倒的なボリュームゾーン**ということがわかりました。つまり老眼の方ですね」。

クラウドファンディングに参加した人のなかには、「昔やっていた電子工作ができるようになる」とか、「趣味の刺繍の時間が楽しめそう」という声があったといいます。

▼究極の未来のメガネは、目のいい人も使うメガネ

ViXion01の今後の予定は、一般発売と海外展開、そして使い勝手のさらなる向上です。具体的な課題を南部さんは次のように語ってくれています。

「現状の課題は、レンズの大きさが約5・8ミリと小さいため、視野角に限界があることです。

そのため、本を読んだり、手作業をしたりしているときはとても便利なのですが、ViXion01をかけたまま、安全に外を歩いたり、クルマを運転したりできるかというと難しいところがあります。

次の開発の課題は明確で、レンズの大きさを拡大することです。**レンズの直径を1・5倍に大きくできると、視野角は2・5倍以上**になります。具体的に何ミリという設定はなく、使っていただいて、日常生活に使えるレベルにすることをゴールにし

ています」。

ViXion01の最終形は、**「目がいい人も使うアイウェア」**だと言います。

「目の健康を守るには、目のいい人も悪い人も目にダメージを与えないことだと思います。要するに、自分の目を酷使しないということです。目を疲れさせるピント調整の作業をViXion01が代わりにやってくれることで、目を休ませられるようになる。そうなればViXion01を使うだけで目の健康寿命を延ばすことは可能だと考えています。

親が子どもに**『スマートフォンを見るのをやめなさい』と言うのではなく、『ずっと見ていると目が悪くなるから、これをかけて見なさい』とViXion01を渡す。**そんな未来が来るといいですね。

そこに到達するまでには、まだ時間がかかりそうですが、一つずつ課題を解決しながら進めていきます」。

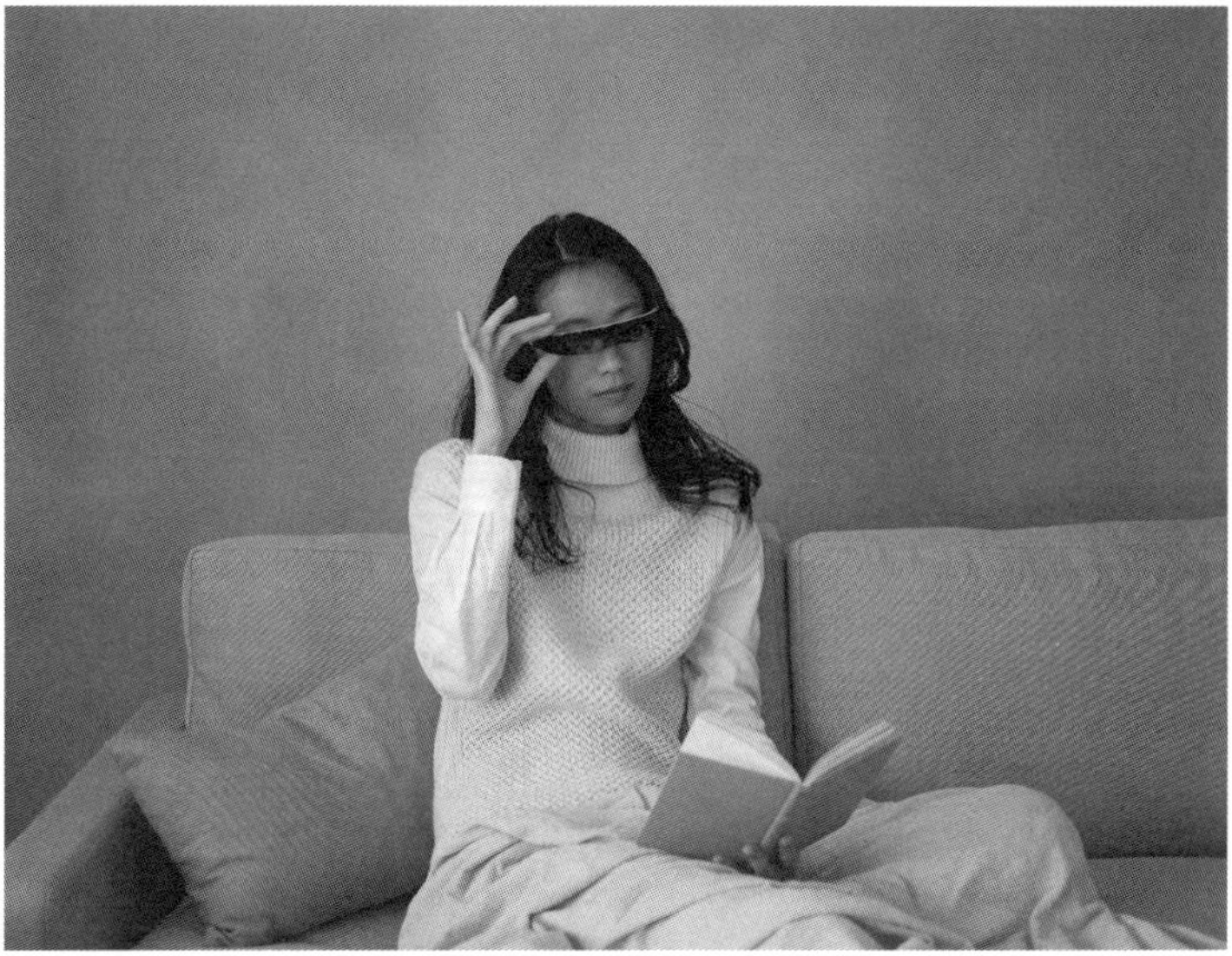

エルシオもViXion01も、技術的な目標はオートフォーカスですが、その先にあるのは、目の悩みを解決することであり、目の健康を守ることなのです。

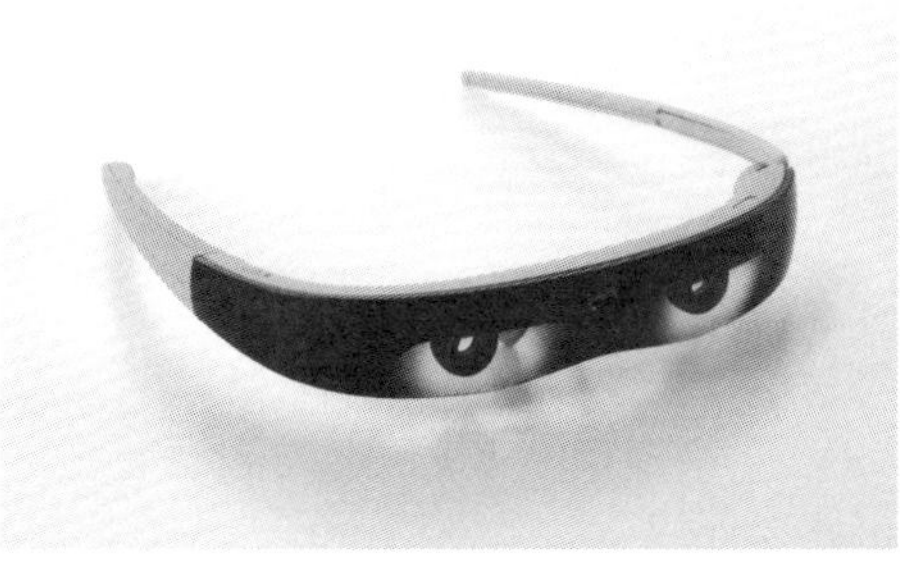

▼▼まるでSF！　スマートコンタクトレンズ

オートフォーカスのコンタクトレンズの開発も進められています。一般的にいわれている名称は、**スマートコンタクトレンズ。**

白目の部分までおおう大きめのレンズの中に、ディスプレイ、電子デバイス、センサー、バッテリーが内蔵されていて、**ディスプレイに表示された映像が網膜に映し出されることで、「見る」ことができます。**

さらに、目の前の映像だけでなく、**関連する情報やデジタルコンテンツも「見る」ことができます。**まさに、SF映画の世界です。

また、搭載する電子デバイスによって、遠近のピントを自動で切り替えたり、色彩や光の調節によって暗いところでも見えるようにしたり、物や人の輪郭を強調することで認識しやすくしたりなど、目の機能をサポートすることも可能です。

夢のような次世代コンタクトレンズですが、**スマートコンタクトレンズの実用化まではまだ時間がかかる**とされています。

スマートコンタクトレンズは非常に小さいサイズのため、そこにバッテリー、電子デバイス、センサーなどを搭載するには、高度な製造技術と材料が必要です。また、バッテリーの持続時間や充電方法、ピントを合わせる方法、センシングの方法など、改良の余地がまだまだあります。

そして何より課題となるのは、安全性です。

コンタクトレンズのところで紹介したように、コンタクトレンズは高度医療機器です。実用化するには、医療機器としての規制や安全性の確保は必須です。

まずは、視覚にハンディキャップのある人や老眼の人のサポートに利用を限定するなど、条件付きで実用化が進められるのではないかといわれています。

安心して外出できる歩行支援テクノロジー

見にくくても、見えるように歩ける

ロービジョンの方々が日常生活を送るうえで、どうしても欠かせないのが外出時のサポートです。

従来から盲導犬、同行援護サービスなどのサポートはありましたが、盲導犬は年々頭数が減ってきていて、同行援護も自由に利用できるわけではありません。そこで登場してきたのが、**IT技術を使った歩行支援**です。

例えば、「**Eye Navi（アイナビ）**」（コンピュータサイエンス研究所）。アイナビは、ＡＩによって歩行の障害となるもの（歩行者や車、フェンス、ガードレールなど）の有無や歩行者信号の色などを音声で教えてくれたり、目的地までの道案内をしてくれたりするｉＰｈｏｎｅ専用の歩行支援アプリです。ロービジョンの方々の視力や見える範囲は人によって異なるため、**自分の見え方に合わせて必要な情報を細かく設定できる**ようになっています。

歩行支援には、ネットワークに接続して使うウェアラブル端末もあります。例えば、「**ダイナグラス**」（デジタルアテンダント）。ダイナグラスは、ＡＩを搭載した本体と首にかけるタイプのカメラで構成され、カメラでとらえた映像をＡＩが解析して、信号、文字、情景などの情報が音声で伝えられます。現段階では、まだ限られた機能のみですが、今後、顔認識、ナビ機能、ボタン検知などの新たな機能が搭載される予定です。

ＡＩではなく、**ウェアラブルカメラを使って、直接オペレーターから支援を受けられるサービス**もあります。

例えば、「**遠隔支援カメラシステム　リモートアシスト**」（リモートアシスト）。

リモートアシストは、カメラでとらえた映像をボタン操作で送信すると、その映像を見ながら、オペレーターがリアルタイムで文字や映像を言葉で伝えてくれます。

オペレーターは、一般社団法人日本視覚障害者遠隔援護協会に所属するボランティアが担当し、朝８時から夜８時まで、１日何回でも接続することができます。

ｉＰｈｏｎｅ専用のアプリにも、カメラとＧＰＳを使ったオペレーターが支援してくれる「**アイコサポート**」（プライムアシスタンス）があります。

ロービジョンの方々がひとりで安心して外を歩けるようになると、生活が格段に豊かになります。メガネやレンズ、歩行支援アプリなど、それを支えるためのテクノロジーは、日々進化を続けています。

目の機能を代替する最新医療技術

目の難病に一石を投じる、人工網膜

目に関する医療も進化を続けています。その事例をいくつか紹介しましょう。

最初に紹介するのは、**人工網膜**。

ここまで何度か話してきましたが、日本人の中途失明の原因第1位は緑内障です。

そして、2位が糖尿病網膜症、3位が網膜色素変性です。網膜色素変性の患者は日本で約3万人といわれ、日本の盲学校でこの病気の生徒が2番目に多いといいます。

網膜には、目から入ってきた光を脳に届けるための情報に変換する、「視細胞」という細胞があります。私たちがものを見ることができるのは視細胞があるからです。網膜性色素変性は、この視細胞が、遺伝子異常によって死滅してしまう病気です。視野が著しく狭くなるなどの症状を引き起こすだけでなく、最悪の場合は失明に至ることもあります。

残念ながら、現段階では緑内障と同じように根本的な治療法は確立されていません。そこに一石を投じるのが、人工網膜です。

人工網膜とは、死んでしまった視細胞の代わりとなるものです。

大阪大学を中心に進められている人工網膜の臨床研究では、視力をほとんど失っていた女性が、完全ではないものの視力を取り戻すことができたといいます。

この人工網膜で再現される映像はモノクロで、黒い背景に白い点の集合体が見える感覚だといいます。それでも、ぼんやりと家族が見えるようになったり、白線に沿ってまっすぐ歩けるようになったりするなど、治療法の確立への一歩を踏み出したのは間違いありません。
今後は、実用化に向けて治験が進められるといいます。

岡山大学の医工連携研究グループが開発した人工網膜では、網膜色素変性で失明したラットに人工網膜を埋め込んだところ、動く白黒模様を目で追う仕草を見せるなど、視力の回復が確認できたといいます。

また、人工網膜に使用されている材料を、まだ視細胞が残存しているラットの眼球に注射したところ、視細胞死が抑制される効果があることも明らかになっています。

今後は、将来的な実用化に向けてさらなる臨床試験を行っていくといいます。

▼網膜だけでなく、角膜にも再生医療

次に紹介するのは、**ｉＰＳ細胞を用いた角膜再生医療**です。

少し前、進行した加齢黄斑変性に対してｉＰＳ細胞から培養した網膜の細胞を移植する手術が日本で初めて行われ、大きくメディアで取り上げられました。

長期経過としてはまだ不明ですが、全く治療法がなかったものに対して治療ができるようになったというのは、大きな進歩といえるのではないでしょうか。

実は最新技術では、網膜だけでなく、角膜の組織にも再生医療ができるようになってきています。

角膜移植を必要とする患者は世界で約１０００万人と推定されています。一方で、角膜移植のドナーは約10万人。しかも、移植すると全員がうまくいくわけではなく、角膜疾患の病気によっては拒絶反応を起こすことがあります。

そこで、注目されてきたのが、ｉＰＳ細胞を用いた角膜再生です。

ｉＰＳ細胞とは、どんな細胞にもなる万能細胞のことで、２０１６年には、大阪大学で角膜の細胞をつくることに成功したことが大きな話題となっていました。

そして２０２２年、大阪大学は、「角膜上皮幹細胞疲弊症」と呼ばれる目の病気の患者に移植する臨床研究が完了したことを発表しました。

有効性を評価できた3人全員で視力が一定程度回復したほか、安全性にも問題がみられなかったといいます。

また、２０２３年には、藤田医科大学と慶応義塾大学の研究グループが水疱性角膜症の患者に移植する手術を実施したことが発表されました。水疱性角膜症とは、角膜が濁ってきて視力が低下する病気で、これまで、治療するには角膜移植しかないといわれてきました。

今回の手術は、術後の副作用は出ておらず、安全性と一部の有効性について確認できたといいます。

まだ実際の治療としては保険適応になっていませんが、適応になれば、**いままで角膜移植しか選択肢がなかったような症例でも比較的簡単に治療できるようになる**かもしれません。

世界の製薬メーカーが注目する日本の創薬の現場

日本初の新薬は創薬ベンチャーから生まれる

目の病気の治療薬の進化はどうでしょうか。

コロナ禍のときに、「どうして日本でワクチンがつくれないのだろうか?」ともやもやした気持ちになられた方もいると思います。日本の医療環境からは想像できないかもしれませんが、**日本の新薬開発は欧米と比べると少し遅れている**ところがあります。

現在の創薬プロセスは、ベンチャー企業や大学などが開発した新薬を、大手の製薬会社が世界に広めるのが主流。２０１６年にアメリカで承認された新薬の４分の３は、ベンチャー企業と大学に技術起源があったといいます。

新型コロナに対応するＲＮＡワクチンも、世界的に広げたのはファイザーという製薬会社でしたが、開発したのは、当時はベンチャー企業だったドイツのビオンテックでした。

薬の開発にはとにかく時間がかかるし、リスクもあります。特にまったく新しいジャンルの薬は、さらにリスクが高くなります。

また、目の病気も多いですが、希少疾患向けの薬の開発は時間とコストがかかるため、重症な方々がいるのはわかっていても製薬会社としては優先順位が低くなります。

そこを担うのがベンチャー企業です。そのため大手の製薬会社は、ベンチャー企業の動向を探ろうと世界中にアンテナを張っています。

日本の製薬会社はどうかというと、すでに海外で販売されている薬を日本に持ってくるパターンが多いのが現状です。製薬会社というより、商社といったほうがいいかもしれません。製薬企業と創薬企業には役割分担があります。

もちろん、日本で一度試験を行ってから販売することになりますが、海外で治験を行われている薬なので、問題が起きることはほぼありません。

ただし、出遅れ気味だった日本の創薬環境もようやく整備されてきました。

そこで、**注目されているのが日本の創薬ベンチャー企業**です。目の病気をターゲットにした企業も増えてきています。本書で紹介するのはそのひとつ、**京都大学発の「京都創薬研究所」**です。

低分子化合物を使って、目の希少疾患・難治疾患の新たな治療薬の開発をめざし、2015年に創業されました。創薬プロセスにおける京都創薬のポジショニングについて、創業者であり前代表取締役の武蔵国弘さんは次のように語っています。

「リレーで言えば、私たちは、大学のシーズを引き継ぐ第2走者か第3走者。アンカーは、世界中に販売できる製薬会社です。

大学の研究に基づくデータは、世の中に薬として出していくにはまだ不十分です。製薬会社がバトンを受け取るレベルには達していないということです。そこを埋めるのが、私たちベンチャーの役割になります」。

京都創薬が開発中の治療薬のターゲットは、網膜中心動脈閉塞症（ＣＲＡＯ）と萎縮型の加齢黄斑変性。ＣＲＡＯとは、網膜に栄養を届ける動脈が詰まることで、視細胞が機能しなくなる、目の心筋梗塞とも呼ばれる病気です。

細胞死を防ぐ効果のある新しい低分子化合物（ＫＵＳ）は、すでに緑内障や網膜色素変性など進行を抑えるのが難しいといわれる病気の動物実験で良好な結果を得られています。ＣＲＡＯに関しては、京都大学病院での医師主導治験を終えて、安全性と有効性を既に確認しています。
また、眼科領域以外にも心筋梗塞や急性心不全、アトピー性皮膚炎、変形性膝関節症の動物実験でも良好な結果が得られています。

そのデータを見たときの興奮を武蔵さんは、こう表現してくれました。

「京都大学発の画期的な治療薬と言えば、ｉｐｓ細胞、そしてオプシーボが代表的です。ＫＵＳの多くの研究データを見たとき私は、次に続くのはＫＵＳだと思いました。多くの患者さんを救い、結果として発明した先生にノーベル賞を取っていただけるのでは、と考えています」。

現在、網膜中心動脈閉塞症に対して米国で治験を行う準備を進めている段階で、患者さんに治療薬として届けられるのは２０２７年ごろではないかといいます。実現すれば、日本の大学発ベンチャーが開発した創薬が、世界市場に流通する初めてのケー

スとなります。

▼できることが増えると生活は楽しくなる

京都創薬の代表である武蔵さんは、実は、自分のクリニックで診療を続ける眼科医でもあります。創薬ベンチャーとの二足のわらじについても語っていただきました。

「私は、クリニックで診療することも、薬を開発することも、患者さんを救うことにつながるなら、医者の仕事だと思っています。私が持っている医療知識を医療機器に反映したり、ＩＴを使って情報発信したりすることも同じです。

私の目標は、１００万人を救う医者になることです。

私が一年間に１０００人の患者さんに手術をしたとしても、１００万人を救うには１０００年かかります。しかし、薬を開発することができたら、もっと短期間で達成できるかもしれません。

治療薬を届けるまでには、まだまだやることはありますけどね」。

最後に、クリニックの医師でもある武蔵さんに、クリニックならではのロービジョンケアについても話をいただきました。

「私は、治療はもちろんですが、見えにくい方が少しでも見えやすくするためのアドバイスをしています。

ロービジョンの方々にとって、いま持っている視力と視野で、いまの生活の中でできることをいかに増やすかというのは、すごく大事です。そういったことは大病院よりむしろクリニックのほうが得意なのではないでしょうか。患者さんに寄り添えると思います。

何も特別なアドバイスしているわけではありません。

例えば、白い茶碗にご飯を入れると、白い器に白いものが入るので見えにくい。それだと、ご飯が美味しくないですよね。それなら、どんな色でもいいので色のはっきりした茶碗に入れてみたらどうですか。

まな板も白はやめましょう、という話もします。危ないですし、何を切っているか分からないですからね。

こんなアドバイスだけでも、患者さんに喜ばれます。**見えにくい方のできることがちょっとずつ増えていくだけで、生活が楽しくなる**のだと思います。

身近な生活のヒントから、ロービジョンのためのメガネやデバイス、サービスなどについてもアドバイスする。こうした小さなことも、私たちができるロービジョンケアだと思っています」。

多様性という言葉が社会に浸透してきたように、人も、技術も、誰もが自分らしく生きられる社会をつくるために進化してきています。ロービジョンの方々を支える取り組みも、そのひとつと言えるのではないでしょうか。

目のこと
コラム4

まだまだ少ない視覚障がい者の大切なパートナー「盲導犬」

私たちは、2003年から、お客さまからご注文いただいた商品1袋につき1円を積み立てています。これを「一縁のeye基金」と名付け、社会貢献活動に活用しています。すでに累計金額は2億円を超え、特に、目のことで悩まれている方々の社会参加を積極的にサポートしています。その具体的な活動をいくつか紹介しましょう。

1つは、「盲導犬育成支援」です。

盲導犬を必要とされている方は、全国に約3000人いるといわれています。一方、盲導犬は約800頭。盲導犬の助けを借りたくても借りられない方々がたくさんいるということです。

国際盲導犬連盟（IGDF）のデータによると、主な国々における盲導犬の実働数はイギリス5000頭弱、アメリカ1万頭弱、オーストラリア1000頭超。それぞれの国の人口と比べると日本はまだまだ少ない実働頭数になります。

盲導犬が足りない理由には、盲導犬育成のための寄付が集まりにくいことや、訓練士が足りず育成が追い付いていないなどの理由が挙げられます。

盲導犬を1頭育てるのに300〜500万円もの費用がかかり、その費用の多くは募金や寄付で賄われています。

そこで私たちは、「一縁のeye基金」から盲導犬育成のための寄付を継続して行うことにしました。2023年3月現在で、盲導犬育成支援の寄付総額は5600万円を突破しています。

また、盲導犬への理解を深めていただくために、全国各地の街頭募金活動に参加したり、盲導犬協会への見学会を実施したり、盲導犬を題材にした映画に協賛したりしています。

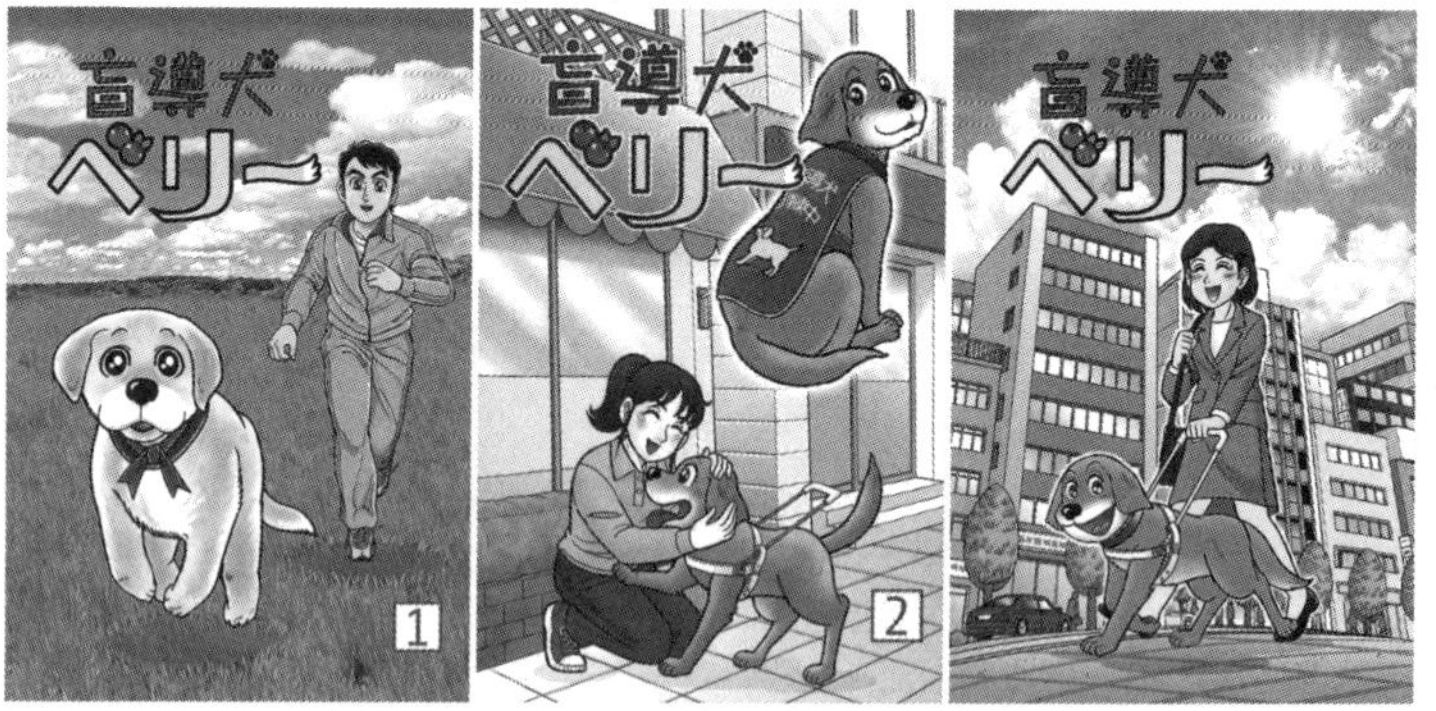

『盲導犬ベリー』

さらに、盲導犬の一生を物語にしたマンガ『盲導犬ベリー』全3巻を制作してチャリティグッズとして販売し、その売上金を盲導犬育成支援の取り組みに活用しています。

直近では、お客様には売上金の一部を寄付金とするドッグウェア「チャリTシャツ」の販売や、チャリティバザーなども開催しました。

医療やテクノロジーの進歩によって視覚障がいのある方の希望は格段に増えてきましたが、盲導犬が希望のひとつであることに変わりはありません。

私たちは、一人でも多くの方々にお役に立てるように、今後も盲導犬に対する理解を深める活動や、盲導犬の育成支援を継続していきます。

目のこと
コラム5

障がいのある方も思いきりスポーツを楽しみたい

もう1つは、「障がい者スポーツ支援」です。

私たちは、「次代を担う子どもたちに障がい者への理解を深め、豊かな心を育んでもらいたい」との想いのもと、誰もがスポーツを楽しめる機会の提供にも取り組んでいます。

スポンサーの不在から存続が危ぶまれていた「視覚障がい者京都マラソン大会」に、2004年から12年間特別協賛を実施しました。視覚障がいがあっても公道を走りたいという声から始まったマラソン大会で、ブラインドランナーと伴走者が「絆」と呼ばれるロープを用いて息を合わせて走ります。

その後も、拠点地域でブラインドマラソンの大会を開催しています。
新型コロナの影響で中断を余儀なくされましたが、2019年に開催した「第3回京都ふれｅｙｅブラインドマラソン」には、ブラインドランナーと伴走者、そして、子どもたちの障がいへの理解を深める取り組みとして設けられた絆ペアランに総勢161名の方に参加いただきました。

近年、パラリンピックで活躍する日本人アスリートがメディアに取り上げられることが多くなり、パラスポーツへの関心が高まってきています。今後も、障がいの有無にかかわらず誰もがスポーツを楽しみる社会の実現をめざし、私たちは障がい者スポーツを支援していく予定です。

おわりに

本書を最後まで読んでいただき、ありがとうございました。この本をきっかけに、一人でも多くの人が目を大切にして、健康で楽しい人生を送っていただけるなら嬉しく思います。

「はじめに」で述べたとおり、私は目の総合健康企業としてわかさ生活を起ちあげました。おかげさまで多くの方々にご愛顧いただき、2023年でなんと25周年を迎えます。その間、私たちなりに人々の「よく見える暮らし」のお役に立てている自負はあります。しかしその一方で、目のことで困っている人のためにできることが、まだまだあるはずだという想いもあります。

特に、ロービジョンの方々を支える情報や商品、サービスはたくさんあるにもかかわらず、十分に届けることができていません。本書で紹介したような新しい技術やサービス、研究成果などをできる限り集め、必要とする人に届けていく。それがこれからの私たちの使命だと思っていますし、そのために多くの企業、大学と連携を深めているところです。

いちビジネスという領域を超えて、社会への貢献という視点から、あらためて「目の総合健康企業」に恥じない活動を続けていきたいと思います。

最後に、本書の制作において取材にご協力いただいた皆様に、この場を借りて厚く御礼申し上げます。

宮崎大学・國武久登さま、東北大学・中澤徹さま、株式会社エルシオ・李蕣里さま、ＶｉＸｉｏｎ株式会社・南部誠一郎さま、株式会社京都創薬研究所・武蔵国弘さま、そして監修の森下清文さま、森下清太さま、誠にありがとうございました。

歳をとっても
目が悪くならない人がやっていること

発行日　2023年10月12日　第1刷

著者　角谷建耀知
監修　森下清文

本書プロジェクトチーム
編集統括　柿内尚文
編集担当　中山景
編集協力　洗川俊一
デザイン　岩永香穂（MOAI）
カバーイラスト　山内庸資
本文イラスト　石玉サコ
DTP　藤田ひかる（ユニオンワークス）
校正　荒井よし子
取材協力　國武久登（宮崎大学）、中澤徹（東北大学）、
南部誠一郎（ViXion株式会社）、
武蔵国弘（株式会社京都創薬研究所）、李蕣里（株式会社エルシオ）

営業統括　丸山敏生
営業推進　増尾友裕、綱脇愛、桐山敦子、相澤いづみ、寺内未来子
販売促進　池田孝一郎、石井耕平、熊切絵理、菊山清佳、山口瑞穂、
吉村寿美子、矢橋寛子、遠藤真知子、森田真紀、氏家和佳子
プロモーション　山田美恵、山口朋枝
講演・マネジメント事業　斎藤和佳、志水公美

編集　小林英史、栗田亘、村上芳子、大住兼正、菊地貴広、山田吉之、
大西志帆、福田麻衣
メディア開発　池田剛、中村悟志、長野太介、入江翔子
管理部　早坂裕子、生越こずえ、本間美咲
マネジメント　坂下毅
発行人　高橋克佳

発行所　株式会社アスコム

〒105-0003
東京都港区西新橋2-23-1　3東洋海事ビル
編集局　TEL：03-5425-6627
営業局　TEL：03-5425-6626　FAX：03-5425-6770

印刷・製本　中央精版印刷株式会社

Printed in Japan ISBN 978-4-7762-1299-7

著者

角谷建耀知（かくたに・けんいち）

株式会社わかさ生活 代表取締役社長。

18歳の時、脳腫瘍の大手術を受け、命と引き換えに視野の半分を失う。自身の経験から、自分のように目で困っている人の役に立ちたいとの想いで、1998年に株式会社わかさ生活を創業。

目の健康サプリ ブルーベリーアイが大ヒット。

多数の企業や眼科医と連携して、商品の開発・情報提供を行っている。

近著『長生きでも脳が老けない人の習慣』は累計2万部突破と好調。

監修

森下清文（もりした・せいぶん）

医療法人森下眼科理事長・医学博士。

大阪医科薬科大学で研鑽。同大学の講師となり白内障、緑内障、眼底出血などの診療と研究に従事。1991年に大阪市北区で森下眼科を開業して地域社会での診療に取り組む一方、1992年4月から「市民健康講座 目の勉強会」をスタートさせ、地域だけでなく全国各地で啓発活動を行っている。